Anne End

Statische und dynamische Okklusionstheorien

Anne End

Statische und dynamische Okklusionstheorien

Untersuchung zu bestehenden Theorien, Vorkommen im natürlichen Gebiss und deren Anwendung im Artikulator

Südwestdeutscher Verlag für Hochschulschriften

Imprint
Any brand names and product names mentioned in this book are subject to trademark, brand or patent protection and are trademarks or registered trademarks of their respective holders. The use of brand names, product names, common names, trade names, product descriptions etc. even without a particular marking in this work is in no way to be construed to mean that such names may be regarded as unrestricted in respect of trademark and brand protection legislation and could thus be used by anyone.

Publisher:
Südwestdeutscher Verlag für Hochschulschriften
is a trademark of
Dodo Books Indian Ocean Ltd., member of the OmniScriptum S.R.L Publishing group
str. A.Russo 15, of. 61, Chisinau-2068, Republic of Moldova Europe
Printed at: see last page
ISBN: 978-3-8381-2499-5

Zugl. / Approved by: München, LMU, Diss., 2010

Copyright © Anne End
Copyright © 2011 Dodo Books Indian Ocean Ltd., member of the OmniScriptum S.R.L Publishing group

INHALTSVERZEICHNIS

	VORWORT...	5
1	GELEITWORT	7
2	EINLEITUNG	10
3	LITERATURÜBERSICHT	13
3.1	OKKLUSIONSKONZEPTE	13

    3.1.1 Die dynamische Okklusion..14

        3.1.1.1 Die bibalancierte Okklusion 14
        3.1.1.2 Die unilateral balancierte Okklusion 15
        3.1.1.3 Die Frontzahnführung 15

    3.1.2 Die statische Okklusion..16

        3.1.2.1 Das Okklusionskonzept „point centric" 16
        3.1.2.2 Das Okklusionskonzept „long-centric" 19
        3.1.2.3 Das Okklusionskonzept „freedom in centric" 20

3.2	BETRACHTUNGEN DER OKKLUSION AM VOLLBEZAHNTEN PROBANDEN...	22

    3.2.1 Unterkieferbewegungen 23

    3.2.2 Die Kaubewegungen..24

    3.2.3 Kontaktpunktverteilung in habitueller Interkuspidation 27

3.3	DIE ARTIKULATOREN	31

    3.3.1 Derzeitige Übersicht der Artikulatorensysteme..................31

    3.3.2 Wiedergabegenauigkeit der Kontaktmuster vom
    Probanden in ein Artikulatorsystem..33

3.4	PROBLEMSTELLUNGEN...	34
4	MATERIAL UND METHODE..	36
4.1	PROBANDEN	36

    4.1.1 Auswahlkriterien der Probanden.....................................36

    4.1.2 Modellsammlung und klinische Kontaktpunktdarstellung 36

4.2	BEARBEITUNG DER MODELLE	37

4.2.1 Gewinnung der Datensätze 37

4.2.1.1 Das Scansystem 37
4.2.1.2 Gewinnung der Datensätze für jeweils Oberkiefer- und Unterkiefer-Modelle und die zugehörige Okklusion 38
4.2.1.3 Der virtuelle Artikulator 38
4.2.1.4 Weiterverarbeitung der Daten im virtuellen Artikulator 38

4.2.2 Einartikulation 5 ausgewählter Modelle 41

4.2.2.1 Einartikulation 41
4.2.2.2 Anfärben statischer Kontaktpunktemuster und dynamischer Grenzbewegungsbahnen. Photographische Erfassung und Verarbeitung der Photographien. 42

4.3   AUSWERTUNG DER DATEN 46

4.3.1 Auswertung der statischen Okklusion der 274 Modelle 46

4.3.2 Vergleich der statischen und dynamischen Kontaktmuster zwischen klinischer Situation und den Ergebnissen der Kontaktmuster im herkömmlichen bzw. virtuellen Artikulator. 47

4.3.3 Untersuchung der dynamischen Okklusion mit unterschiedlichen Parametern im virtuellen Artikulator mit dem Programm 3D BioGeneric-DentVisual 47

5   ERGEBNISSE 50

5.1   VISUELLE BEURTEILUNG 50

5.1.1 Vergleich der Ergebnisse im Probandenmund mit den Ergebnissen im mechanischen und im virtuellen Artikulator bezüglich der statischen Kontaktpunkte 50

5.1.2 Lage und Anzahl statischer Kontaktpunkte 51

5.1.3 Lage und Anzahl dynamischer Kontaktbahnen 54

5.1.4 Vergleich der Ergebnisse im Probandenmund mit den Ergebnissen im mechanischen und im virtuellen Artikulator bezüglich dynamischer Kontaktpunkte 56

5.1.5 Untersuchung der Änderung von dynamischen Okklusionsbahnen mit unterschiedlichen Parametern 57

5.2   ERGEBNISSE DER AUSGEWERTETEN DATEN MIT DEM PROGRAMM 3D BIOGENERIC-DENTVISUAL 59

6	**DISKUSSION**	**64**
6.1	DISKUSSION VON MATERIAL UND METHODE	64
	6.1.1 Datenerhebung am Probanden	64
	6.1.2 Modelle und Einartikulation	65
	6.1.3 Das Scansystem und die Datenerhebung am virtuellen Artikulator	66
	6.1.4 Visuelle Beurteilung	68
	6.1.5 Beurteilung der Auswertung der Daten mit dem Programm 3D BioGeneric-DentVisual	69
6.2	DISKUSSION DER ERGEBNISSE	70
	6.2.1 Beurteilung der statischen Kontaktpunktemuster	70
	6.2.2 Beurteilung der dynamischen Okklusion= Grenzbewegungen	72
	6.2.3 Beurteilung der vergleichenden Ergebnisse im mechanischen bzw. virtuellen Artikulator mit der Situation im Probandenmund bezüglich dynamischer und statischer Kontaktpunkte.	73
	6.2.4 Beurteilung der visuellen Beobachtungen dynamischer Kontaktbahnen bei veränderten Parametereinstellungen	75
	6.2.5 Beurteilung der Ergebnisse ausgewertet mittels des Programmes 3D BioGeneric-DentVisual	78
6.3	SCHLUSSFOLGERUNG	81
7	**ZUSAMMENFASSUNG**	**83**
8	**LITERATURVERZEICHNIS**	**86**
9	**ABBILDUNGSVERZEICHNIS**	**95**
10	**DANKSAGUNG**	**97**

Die gegenseitige Beziehung von Erkenntnistheorie und Wissenschaft ist von merkwürdiger Art. Sie ist aufeinander angewiesen. Erkenntnistheorie ohne den Kontakt mit Wissenschaft wird zum leeren Schema; Wissenschaft ohne Erkenntnistheorie ist so weit überhaupt denkbar primitiv und verworren.

Albert Einstein

..also sollten wir versuchen beide zusammenzuführen, um Antworten zu erlangen.

1 GELEITWORT

Bei zahnärztlichen Rehabilitationsmassnahmen müssen eine Reihe von Faktoren berücksichtigt werden, um dem Patient für die jeweilige individuelle Situation eine bestmögliche und langlebige Versorgung zukommen zu lassen. Zu diesen Faktoren gehört auch die Berücksichtigung funktioneller Randbedingungen. Zahnrestaurationen oder der Zahnersatz sollen die ursprüngliche Funktion wieder herstellen, ohne dabei zu einer Störung des komplexen Zusammenspiels umliegender Strukturen wie Parodont, Muskulatur oder Kiefergelenk zu führen. Wie diese Randbedingungen konkret in ein therapeutisches Konzept umzusetzen und welche diagnostischen und instrumentelle Massnahmen aufzuwenden sind, ist seit vielen Jahrzehnten Gegenstand wissenschaftlich empirischer Untersuchungen. Im Gegensatz zu den grossen Anstrengungen ist es jedoch auffallend, dass aus diesen Ergebnissen bisher keine einheitlich anerkannte Leitlinie, sondern zahlreiche und auch sehr unterschiedliche Schlussfolgerungen an Behandlungsstrategien gezogen werden. Viele dieser Untersuchungen leiden auch daran, dass früher der experimentelle Aufwand mit den zur Verfügung stehenden Messmethoden sehr aufwendig war und dadurch die Fallzahl der untersuchten Individuen klein gehalten wurde. Aus jetziger wissenschaftlicher Sicht sind die Schlussfolgerungen hieraus nur mit Vorsicht zu ziehen.

Im Zentrum der funktionellen Rehabilitation steht die morphologische Gestaltung der Kauflächen bzw. Zahnoberflächen. Im Entwicklungsprozess sind diese bereits fertig angelegt, bevor sie durchbrechen und in Kontakt mit den anderen Zähnen treten. Alle umliegenden Strukturen müssen sich dann im weiteren Wachstumsprozess diesen morphologischen Vorgaben anpassen. Wenn nun mit der Morphologie auch eine gewisse Funktion verbunden ist, auch wenn man bisher den notwendigen oder relevanten Anteil an der Funktion nicht quantifizieren kann, so muss man unweigerlich davon ausgehen, dass die unabhängig voneinander wachsenden Zähne in irgendeiner Art und Weise zusammenpassen, d.h. gewisse morphologische Gemeinsamkeiten aufweisen, die für den Patienten spezifisch sind. Das bedeutet aber auch, dass funktionelle

Korrelationen in der Morphologie verschiedener Zahntypen eines Individuums in den Genen gespeichert sein müssen. Neue computergestützte Verfahren bieten nun erstmals die Möglichkeit, aus einer grossen Vielzahl von individuellen Gebisssituationen solche Gesetzmässigkeiten zu extrahieren und für die Rekonstruktion von Einzelzähnen einzusetzen. Dabei können deutlich mehr Informationen in solchen Modellen integriert werden als bei bisher bekannten statischen Okklusions- und Aufwachskonzepten. Da bei den neun wissensbasierten Verfahren angestrebt wird, zumindest in gewissen Grenzen die ursprüngliche Morphologie der verloren gegangenen Zahnhartsubstanz wieder herzustellen, ist damit schon der erste Schritt in Richtung einer funktionell harmonisch in das Gebiss passenden Restauration vollzogen.

Für den weiteren Schritt der Berücksichtigung der dynamischen Okklusion bieten computergestützte Verfahren In ähnlicher Weise auch neue interessante Möglichkeiten. Im Gegensatz zu den mechanischen Artikulatoren ist zum Beispiel der virtuelle Artikulator weit flexibler und universeller einsetzbar: in einer speziell entwickelten Ausführung, wie er hier in diesem Buch für die Studien eingesetzt wird, kann man z.B. die Resilienz der Zähne berücksichtigen, alle Bewegungsparameter frei variieren und ein funktionelles Bissregistrat in einer Genauigkeit berechnen, wie sie intraoral oder auch am mechanischen Artikulator nie möglich wäre.

In diesem Buch wurden mit den neuen Methoden der computergestützten Analyse eine neue grundlegende Aufarbeitung von Fragen rund um die dynamische Okklusion aufgenommen. In aufwändiger Arbeit werden anhand einer Vielzahl von individuellen Gebisssituationen die statischen und dynamischen Kontaktpunktverhältnisse untersucht. Spannend sind vor allem die automatisierten Simulationen, bei denen der Reihe nach alle Bewegungsparameter variiert werden und der Einfluss auf die dynamischen Kontaktsituation abgespeichert wird. Für einen einzigen Patientenfall können so z.B. die Auswirkungen von bis zu 300 Kombinationen aus Gelenkposition, Bennetwinkel und sagittale Gelenkbahnneigung untersucht werden. Man kann sich vorstellen, welchem Aufwand das bei einem konventionellen Artikulator entsprechen würde. Die Ergebnisse dieser Studien werden sicherlich zu einem neuen grundlegenden Verständnis der Funktion und zur Klärung der Frage, welche Parameter bei welcher Art von Restauration notwendig sind oder welcher Einfluss zu erwarten ist, beitragen. Der Dank gilt daher in besonderem der Autorin, die mit hohem Engagement dazu beigetragen hat, neue Erkenntnisse für die Zahnmedizin aus den Gesetzmässigkeiten der Natur zu extrahieren.

Albert Mehl

2 EINLEITUNG

Die Gnathologie war bis in die frühen 80er Jahre des vergangenen Jahrhunderts zentrales Thema zahnärztlicher wissenschaftlicher Forschung. In den folgenden 20 Jahren wurde es ruhiger um die Forschung der statischen und dynamischen Okklusion, wie die intensive Literaturrecherche ergab. Erst Ende der 90er Jahre wurde das Thema der Gnathologie für die Forschung wieder interessanter, was sicherlich mit den weiterentwickelten technischen Möglichkeiten der MRT, CT oder der computergestützten Zahnheilkunde zu erklären ist.

Diese neuen Techniken eröffnen einen 3-dimensionalen, mit dem zeitlichen Aspekt 4-dimensionalen, Einblick in das stomatognathe System und dessen Funktionsabläufe.

Die „frühe" Schule der Gnathologie, angefangen mit A. Vesalius (1514-1564), F. H. Balkwill (1866), G. W. A. Bonwill (1885), F. Spee (1890), N. G. Bennett (1908), G. H. Wilson (1917), R. L. Hanau (1926), A. Gysi (1929), G. S. Monson (1932), K. Thielemann (1938), und später mit U. Posselt (1952), A. E. Aull (1965), A. Gerber (1978), A. Motsch (1978), C. H. Gibbs (1982), C. Riise (1983), und H. C. Lundeen (1987) um nur einige zu nennen, ist sehr geprägt von dem Bestreben, die statische und dynamische Okklusion in mathematisch-geometrisch eindeutige Punktmusterverteilungen, Geraden und Winkeln zu vermessen. In der maximalen Interkuspidation (mIKP) wurden enge, statisch verzahnte Okklusionskonzepte und in der dynamischen Okklusion mechanische, zahngeführte Bewegungen gefordert.

Mit dem neuen Einblick durch die erweiterten technischen Möglichkeiten kommen neue Erkenntnisse hinzu, welche die gnathologische Lehre der begrenzten statischen und dynamischen Okklusion zwingen, sich zu öffnen und dieses erweiterte Wissen anzuerkennen.

So ist zum Beispiel die Notwendigkeit der Bestimmung der Schanierachsenpunkte des Kiefergelenks zur Übertragung der UK-Bewegungen in den Artikulator verlassen worden. Zuerst aufgrund der praktischen Erkenntnis, dass es keinen wesentlichen Vorteil erbrachte, später folgte die wissenschaftliche Erkenntnis aus MRT Untersuchungen (Palla et al., 2003), dass es keine fixen Schanierachsenpunkte in den Processi condylares gibt, sondern diese ständigen Änderungen je nach den unterschiedlichsten Bewegungen folgen müssen. Zudem ist bekannt, dass die sagittale Kondylenbahn erheblich beeinflusst ist von dem festgelegten Schanierachsenpunkt, der als Startpunkt der Kondylenbahnneigung angesehen wird. Wie kann nun die sagittale Kondylenbahn als Referenzlinie für die dynamische Okklusion mit einem sich ständig wechselnden Schanierachsenpunkt hergenommen werden?

Diese neuen Tatsachen führen nun zwingend zu der Überlegung, ob die UK-Bewegungen in den gelehrten linearen Dreh-Gleitbewegungen im Rahmen der verschiedensten gnathologischen Winkel und Bahnen den neusten Erkenntnissen überhaupt noch gerecht werden können.

Auch die Konzepte der statischen Kontaktpunkte, wie sie in natürlichen Gebissen vorkommen, werden jetzt als Teil eines stomatognathen Systems verstanden, das durch einen neuromuskulären Reflexkreis geregelt wird. Dieses System wirkt in der Gesamtheit seiner einzelnen Komponenten: Zunge, Wange, Kau- und Hilfsmuskulatur, Kiefergelenk, Oberkieferbasis, Unterkieferbasis, Parodontien und Zähne funktionieren in einem Gleichgewicht miteinander.

Die Suche nach einem geeigneten System zur Imitation und Reproduktion dieser Komponenten und ihren Bewegungen beschäftigt dauerhaft die zahnärztliche Wissenschaft. Weite Teile des wissenschaftlichen Hintergrunds sind noch in der Erforschung oder unerforscht, so dass es noch zu keinem ausreichend zufriedenstellenden Ergebnis geführt hat.

„Trotz intensiver Forschungstätigkeit ist die Frage der Genauigkeit von Artikulatoren immer noch Gegenstand der Diskussion. (...) Unklar und umstritten ist jedoch, welche der individuell einstellbaren Parameter vorrangig reproduziert werden müssen und wie groß der Einfluss der verschiedenen Parameter auf die Bewegung ist." aus der Habilitationsschrift von A. Szentpétery, Martin- Luther Universität Halle- Wittenberg.

„No natural dentition presents occlusal contacts as described in many texts and yet stability is established." (Wiskott, et al., 1995)

„Überprüft man die verfügbare wissenschaftliche Evidenz, so liegen für eine Festlegung verbindlicher Adaptationsgrenzen für alle wesentlichen physiologischen Parameter unzureichende oder keine Daten vor. Ebenso fehlen physiologische Normdaten für intakte Systeme, die im klinischen Alltag als Referenzen dienen können." (Schindler, et al., 2008).

Es zeigt sich, dass grundlegende Lehren der Gnathologie überdacht werden müssen, um mit dem neusten Stand der Wissenschaft nicht im Widerspruch zu stehen, sondern auf ihrer Basis sich weiterentwickeln können.

Somit sind heute mit Hilfe des virtuellen Artikulators Darstellungen verschiedenster Parametereinstellungen möglich, wie sie noch mit dem mechanischen Artikulator nicht durchführbar waren. Diese Daten lassen sich metrisch auswerten, um daraus weitere Erkenntnisse zu ziehen und ein größeres Verständnis der Okklusion zu erlangen.

Die folgenden Hypothesen dieser Arbeit wurden mit Hilfe eines virtuellen Artikulators untersucht. Zuerst wurde überprüft, ob dieser die Situationen im Vergleich zum mechanischen Artikulator nachbilden kann, und ob dieser ein geeignetes Medium zur Untersuchung der Okklusion ist. Es sei hier darauf hingewiesen, dass der Begriff der dynamischen Okklusion in dieser Arbeit nur die Grenzbewegungen beschreibt und es sich nicht um physiologische Unterkieferbewegungen handelt.

In einem weiteren Schritt wurden folgende Fragestellungen bearbeitet: Stimmen die statischen Kontaktpunktemuster in Anzahl und Verteilung im Artikulator und im natürlichen Gebiss überein? Welchen Einfluss haben Kiefergelenksparameter wie z.B. Kondylenbahnneigungs-Winkel, Bennett-Winkel und Bonwill-Dreieck auf das Kontaktmuster bei der dynamischen Okklusion?

3 Literaturübersicht

3.1 Okklusionskonzepte

Die verschiedenen, in der Literatur bisher beschriebenen, statischen und dynamischen Okklusionskonzepte basieren auf zwei unterschiedlichen Ansätzen, wobei diese zeitlich einzuordnen sind. Zum einen basieren sie auf der Forderung der gnathologischen Schule nach einer mechanischen Stabilisation mit enger Verschlüsselung der Antagonisten mit genau vorgegebenen Zahnführungsmustern. Zum anderen, ab den 80er Jahren, auf der Suche nach dem Konzept, wie die Natur die Kontaktpunkte als Teil eines Gleichgewichtes in der Einheit des stomatognathen Systems verteilt.

Die ersten Konzepte der Okklusion gehen auf die Beobachtungen Spees zurück (Spee 1890). Spee glaubte auf Grund seiner Forschung, dass zwischen dem Winkel der eminentia articularis und den okklusalen Zahnflächen ein Zusammenhang besteht. Er stellte die These auf, dass eine steile Kondylenbahn mit einer tiefen, ausgeprägten „Speeschen Kurve" korreliert sowie eine flache Kondylenbahn eine flachere okklusale Oberfläche der Zähne hervorbringt. Diese These wurde später in noch engere Grenzen einer Gleichung mittels des „Hanau's Quint" (Hanau 1926) und der „Thielemann Formel" (Thielemann 1938) ausgedrückt. Die Aufstellung der Zähne und ihre Okklusalflächen wurden als genaue mechanisch und geometrisch maßgebliche Determinante der Kieferbewegungen gesehen. Diese Konzepte verfolgte auch Monson und Wilson mit der Beschreibung einer Sphäre um die crista galli, auf der alle Kontaktpunkte zu liegen kommen: aus frontaler Sicht die konkave Aufstellung der Molaren als Wilson-Kurve (Wilson, 1917) und die konvexe Inzisalkante der Unterkiefer Frontzähne als Monson-Kurve (Monson, 1932).

Die mechanische Sichtweise zwischen dem mandibulären und maxillären Zahnbogen war die Grundlage des ersten okklusalen Konzepts der „Tripodisierung". Die Okklusion wurde damals noch als die mechanisch stabilisierende Konstante der Zähne im Zahnbogen und zur präzisen Referenz bzw. Gleitfläche der Kaubewegungen angesehen (Spee, 1890) (Gysi, 1929) (Fischer, 1935).

Diese mechanisch geprägten okklusalen Kontaktbeziehungen im Rahmen der zahnärztlichen Therapie differenziert man im Allgemeinen in drei Okklusionskonzepte für die dynamische Okklusion: die bilateral balancierte, die unilateral balancierte Okklusion und die Front- bzw. Front-Eckzahnführung sowie ebenfalls drei Konzepte für die Stellung des Unterkiefers in Schlussbissstellung – also in statischer Okklusion: das Konzept der „point centric", der „long centric" und „freedom in centric".

3.1.1 Die dynamische Okklusion

3.1.1.1 *Die bibalancierte Okklusion*

Zu den Vertretern der Theorie der bibalancierten Okklusion gehören vor allem Spee, Gysi, McCollum, Bolle und Stuart (Spee, 1890) (Gysi, 1929) (Gysi, 1930) (McCollum, et al., 1955) (Bolle, 1958) (Stuart, 1964). Sie streben gleichmäßige Zahnkontakte, sowohl auf der Latero- als auch auf der Mediotrusionsseite während der Lateral- und Protrusionsbewegung an.

Diese Vorstellung entwickelte sich aus der Totalprothetik heraus, weil man sich hier über eine allseitige Abstützung der Prothesen in statischer Okklusion, wie auch während der Kaubewegungen einen Stabilisierungseffekt versprach.
Anfang der 50er Jahre begann man zu erkennen, dass sich dieses Konzept nicht sinnvoll auf die natürliche Bezahnung anwenden ließ. Die Kontaktverhältnisse waren zu oft Anlass für Parafunktionen und verursachten über ihre unphysiologische Krafteinleitungsverhältnisse Schäden an den Zahnhartsubstanzen und den umgebenden Weichteilen.
Durch die häufig notwendige starke Reduktion des frontalen Überbisses ergab sich darüber hinaus in vielen Fällen ein ästhetisch wenig befriedigendes Ergebnis (Mohl, et al., 1990). So forderte Gysi in der totalprothetischen Versorgung noch zwei Prothesen: eine Schau- und eine Kauprothese.
Die einzige Indikation für die bibalancierte Okklusion hielt sich lange Zeit in der Totalprothetik (Körber, 1987). Auch hier setzte sich jedoch zunehmend ein seit den 80er Jahren entwickeltes Konzept durch, das die rein über das Okklusionskonzept geforderte Stabilisation der prothetischen Versorgung durch

eine Eingliederung unter Berücksichtigung aller stomatognathen Komponenten ersetzt (End, 2005).

3.1.1.2 Die unilateral balancierte Okklusion

Das Konzept der unilateral balancierten Okklusion wurde maßgeblich von Schyler, Pankey sowie Ramfjord entwickelt (Schuyler, 1963) (Pankey, et al., 1960) (Ramfjord, 1971). Neben den gleichmäßigen Kontaktverhältnissen bei der zentrischen Okklusion, soll bei den Seitwärtsbewegungen des Unterkiefers eine Zahnführung auf der Arbeitsseite bestehen, die den Eckzahn, die Prämolaren und die Molaren umfasst, wobei die Kontakthäufigkeit und – intensität zu den Molaren hin idealerweise abnimmt.

Bei dieser, als Gruppenführung bezeichneten, dynamischen Funktion muss die Nichtarbeitsseite diskludieren, sodass es zu keinen Balancekontakten kommen kann.
Diesem Konzept liegt die Annahme zu Grunde, ein physiologisches Maß an horizontalen Kräften würde stimulierend auf das Parodontium der beteiligten Zähne wirken und gleichzeitig zur besseren Kraftverteilung bei der Exkursion führen.

3.1.1.3 Die Frontzahnführung

Das weit verbreitete Konzept der Frontzahnführung wird vor allem von Stallard, Stuart, Thomas, Lauritzen, Dawson, D`Amico, Lee und Slavicek vertreten (Stallard, 1959) (Stuart, 1964) (Thomas, 1967) (Lauritzen, 1973) (Dawson, 1974) (D'Amico, 1958) (Lee, 1985) (Slavicek, 2000).

Bei der Artikulation sollen demnach auf der Laterotrusionsseite der Eckzahn und darüber hinaus die Frontzähne sofort die zahngeführte Bewegung des Unterkiefers übernehmen. Infolge dessen kommt es an allen übrigen Zähnen zu einer Disklusion.

Nach Lauritzen (Lauritzen, 1973) wirken die Eckzähne als propriozeptives Kontrollorgan, welches den Unterkiefer unter weitestgehender Vermeidung von Gleitkontakten in die habituelle Interkuspidation führt.

Dawson (Dawson, 1974) und Lee (Lee, 1985) heben die mechanisch günstige Lage der Frontzähne in Bezug auf die Kiefergelenke und der Kaumuskulatur hervor, die zu einer besseren Belastungskompensation führen soll.

Über den Mechanismus der Frontzahnführung sollen die Seitenzähne vor potentiell schädlichen Horizontalbelastungen während der Seitwärtsbewegungen geschützt werden. So spricht man hier auch von der „Frontzahnschutzokklusion" oder der „organischen Okklusion". Da umgekehrt die Seitenzähne die Frontzähne vor unphysiologischen Belastungen schützen, indem sie axial einwirkende Kräfte abfangen und über ihre Zahnhalteapparate gleichmäßig in den Knochen weiterleiten, bezeichnet man dies als „wechselseitige Schutzokklusion".
So kann nach Slavicek auch im Bereich der Prämolaren auf tripodisierte Kontakte verzichtet werden, diese treten nach seinem Konzept erst zwischen den ersten Molaren auf (Slavicek, 1982).

3.1.2 Die statische Okklusion

Man erkennt, dass die Konzepte der statischen und der dynamischen Okklusion in engem Zusammenhang stehen und immer wieder im Laufe der Forschung aneinander angepasst werden mussten.

3.1.2.1 *Das Okklusionskonzept „point centric"*

Anfang der Jahre 1920 wurde der Begriff „point centric" in der gnathologischen Schule geprägt. Stellvertreter dieser Lehre sind die Gnathologen wie McCollum, Stuart, Stallard, Payne und Thomas (Dos Santos, 1988). Zentrale, gemeinsame Aussage dieser Konzepte ist die Übereinstimmung der maximalen Interkuspidation – zentrische Kontaktpunktsituation – mit der Kondylenposition zentrisch in der Fossa articularis in Schlussbissstellung. Bei dem statischen Okklusionskonzept der „point centric" fallen die habituelle und die retrale Kontaktposition zusammen. In der maximalen Interkuspidation sind Ober- und Unterkiefer über Vielpunktkontakte derart miteinander verzahnt, dass eine Beweglichkeit innerhalb der Position nicht gegeben ist.

Payne und Lundeen verwirklichten dieses Konzept über eine Zahn-zu-Zweizahn-Beziehung (Payne, et al., 1974). Höcker, Dreieckswülste und Randleisten werden hierbei im Seitenzahnbereich so angeordnet, dass es zu einer Höcker-Fossa- und zu Höcker-Randleisten-Kontakten kommt (Abb.1). Daraus ergeben sich alleine 58 zentrische Kontakte in einem Quadranten vom ersten Prämolaren bis zum zweiten Molaren.

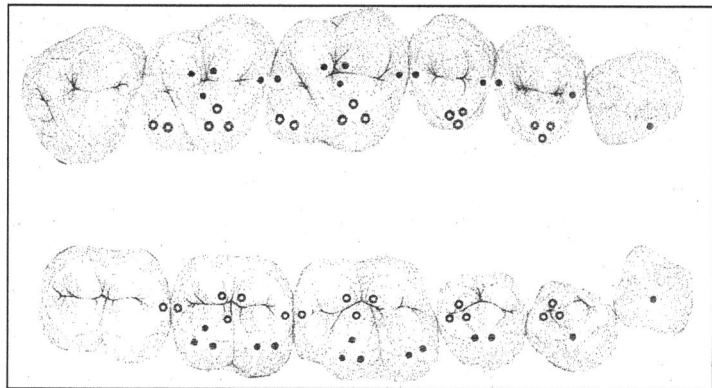

Abb.1: Kontaktbeziehungen nach Payne und Lundeen.

Thomas verwirklichte dieses Konzept über eine Zahn-zu-Zahn-Beziehung (Thomas, 1967). Er unterschied die physiologische Okklusion von der Okklusion der Restauration und wollte diese beiden zu der „organischen Okklusion" vereinen. Er strebte reine Höcker-Fossa-Kontakte an, obwohl seine Untersuchungen am natürlichen Gebiss häufiger Zahn-zu-Zweizahn-Beziehungen aufwiesen. Durch den Verzicht der Randleistenkontakte erhoffte er sich eine Schonung der Interdentalräume und eine verbesserte Stabilisierung der Zahnreihe.

Die Umsetzung des statischen, „organischen Okklusionskonzeptes" fordert 42 Kontakte in einem Quadranten (Abb.2).

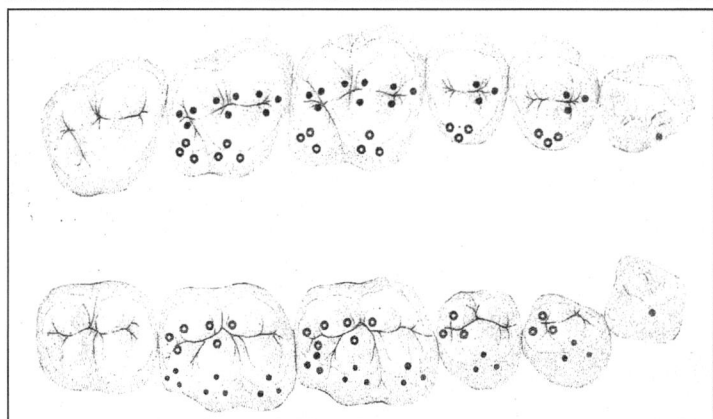

Abb.2: Kontaktbeziehung nach P.K. Thomas.

Diese tripodisierten Höcker-Fossa-Kontakte sollen die Zähne maximal in ihrer Position stabilisieren und vor großer Abnutzung schützen. Sie sollen in zentrischer Okklusion bei allen beteiligten Zähnen gleichzeitig und gleichmäßig entstehen. Die daraus resultierenden Kräfte sollen exakt in Achsenrichtung wirken.

Die Belastung der Zähne in Achsenrichtung wird auch bei dem Konzept der A-, B- und C- Kontakte verwirklicht. Es fand eine Reduzierung der okklusalen Verschlüsselung auf drei wesentliche Kontakte statt, welche die Stabilisierung des Zahnes in oro-vestibulärer Richtung gewährleisten sollen (Abb.3). Diese Stabilisierung der Zähne wurde wieder rein über die mechanische Belastung betrachtet, wobei der B-Kontakt eine besonders wichtige Position einnimmt: bei alleinigem oder fehlendem B-Kontakt wirken die Kontakte an den Dreieckswülsten nicht mehr axial (Thomas, 1965) (Thoma und Tateno, 1982) (McHorris, 1982) (Stuart, 1964) (Stuart, 1984).

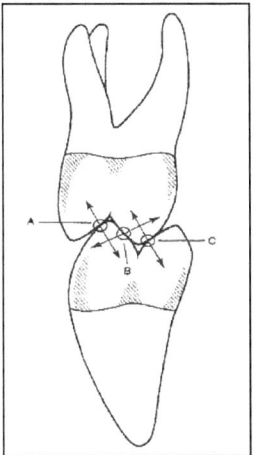

Abb.3: A-, B- und C-Kontakte

Eine hohe mechanisch gedachte Stabilität, die durch die Tripodisierung der Stützhöcker erreicht wird, sowie eine scheinbar gute Akzeptanz durch die Patienten nach erfolgreicher neuromuskulärer Adaptation, werden als Vorteile dieses Konzeptes genannt.

Als nachteilig anzusehen ist, dass durch die starre Verzahnung nicht erkannte Fehler oder nicht behandelte Fehlstellungen fixiert werden (Motsch, 1978) (Lotzmann, 1998). Als weiterer Nachteil wird die konzeptbedingte Notwendigkeit der Rekonstruktion ganzer Kiefer angesehen, um eine tripodisierte Kontaktsituation zu erreichen (Lang, et al., 1989).

3.1.2.2 *Das Okklusionskonzept „long-centric"*

Die „long-centric" ist ein Konzept für Patienten, bei denen die retrale Kontaktposition nicht mit der maximalen Interkuspidation übereinstimmt (Ramfjord, 1971). Bei weniger als 10% untersuchter Probanden konnte eine Übereinstimmung der retralen Kontaktsituation und der maximalen Interkuspidation gefunden werden (Lang, et al., 1989).

Statt einer festen Verriegelung mit maximaler Tripodisierung, wie in dem Konzept der „point centric" gefordert, erlaubt sie eine sagittale Unterkieferbewegung unter Zahnkontakt.

Dawson grenzt die Bewegung aus der Zentrik heraus ein, indem er einen streng sagittalen Verlauf vorgibt, der 0.2 bis 0.5 mm nicht überschreiten darf (Dawson, 1974).

3.1.2.3 Das Okklusionskonzept „freedom in centric"

Das „freedom in centric" Konzept wurde wieder zuerst für den prothetischen Zahnersatz von Posselt (Posselt, 1968) in seinen Grundlagen erarbeitet, bevor es vor allem durch Schuyler (Schuyler, 1963) (Schuyler, 1961) sowie Ramfjord und Ash (Ramfjord, 1982) (Ramfjord und Ash, 1988) in den 70er Jahren seine Verbreitung fand.

Bei diesem Konzept soll der Unterkiefer ohne Interferenz in der retralen Kontaktposition – zudem auch lateral und anterior davon – schließen können und dabei gleichmäßig und gleichzeitig abgestützt sein (Koeck, 1989). Bei der damit verbundenen Punkt-Flächen-Abstützung fehlt die Frontzahnführung in der initialen Phase der Exkursionsbewegung. Der sich daraus ergebende Bewegungsspielraum in der Schluss- bzw. Öffnungsokklusion bedeutet mehr Freiheit für die Kiefergelenke. Außerdem läßt er innerhalb des als Okklusionsfeldes bezeichneten Bereiches regulatorische Kontrollbewegungen zu (Körber, 1987).

Innerhalb dieser Gleitbewegung, so nehmen die Verfechter dieses Konzeptes an, wird die vertikale Dimension nicht verändert, d.h. es findet nur noch eine rein horizontale Bewegung statt. Die Größe dieses Gleitfeldes wird in der Literatur uneinheitlich angegeben, meistens jedoch mit ca. 0.2mm bis 1mm beschrieben (Lotzmann, 1998).

Durch die plateauartig erweiterten Kontaktareale der Antagonisten ist eine tripodisierende Abstützung nicht mehr realisierbar. Das „freedom in centric"-Konzept kommt daher mit einer weitaus geringeren Anzahl an Kontaktpunkten aus, als dass „point centric"-Konzept. Im Idealfall werden ca. 30 Kontaktpunkte pro Quadrant angestrebt (Lückerath, 1999).

Nach Ramfjord (Ramfjord, 1982) sind jedoch weder das Prinzip der „point centric" noch das der „freedom in centric" im normal bezahnten Menschen zu finden. Beide Konzepte bezeichnet er als therapeutische Okklusion, wobei er die „freedom in centric" klar bevorzugt.

Als Vorteil wird angesehen, dass dieses Konzept zur neuromuskulären Harmonie in den Kiefergelenken und der Muskulatur sowie zur Entspannung bei okklusaler Stabilität verhelfen soll (Ramfjord, 1979) (Lang, et al., 1989). Als Beweis führte Ramfjord die Erfolge der Aufbissschienentherapie an.

Eine weitere Okklusionsgestaltung, welche nicht mehr unter das „freedom in centric-Konzept" gruppiert werden kann, ist die Okklusiongestaltung nach Wiskott und Belser (Wiskott und Belser, 1995). Diese Okklusionsgestaltung wurde aber auch nicht an natürlichen physiologischen Gebissen beobachtet. Die Reduktion auf lediglich einen Kontaktpunkt pro Zahn und die konkave Gestaltung der Okklusalflächen soll ein vielseitig anwendbares Okklusionskonzept darstellen. Die Lagestabilität der Zähne in bukko-lingualer Richtung wird nicht über die okklusalen Kontakte bestimmt, sondern über die Kraftgleichgewichte der umgebenden Muskulatur, wie Wange und Zunge. Zwingend notwendig sind die Approximalkontakte, welche die Zähne in mesio-distale Richtung stabilisieren. Für die dynamische Okklusion ist eine Grundvoraussetzung eine intakte Front-Eckzahnführung. Durch die konkave Gestaltung der Okklusalflächen sollen ausreichende Bewegungsspielräume für den „immediate-side-shift" und die Bennett-Bewegung erreicht werden (Abb.4).

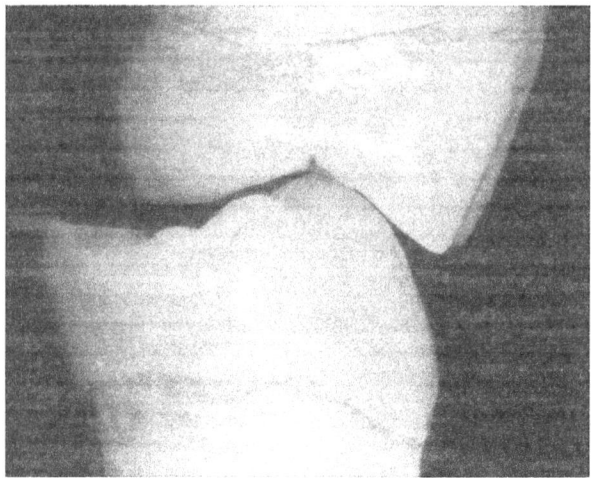

Abb.4: Reduktion der natürlichen anatomischen Zahnmorphologie in konkave Höckerabhänge zur Verwirklichung des Okklusionskonzeptes nach Wiskott und Belser.

3.2 Betrachtungen der Okklusion am vollbezahnten Probanden

Der historische Rückblick über die verschiedenen dynamischen und statischen Okklusionskonzepte zeigt auf, dass bisher alle postulierten Forderungen nicht durch Beobachtung am gesunden Gebiss und somit der Natur abgeschaut wurden, sondern mechanisch erdachte Konzepte zur Stabilisierung prothetischen Zahnersatzes sind.

Unterkieferbewegungen sind im Eigentlichen nicht von den Kaubewegungen zu trennen, da es doch die selbe Komplexeinheit beschreibt. Umso undurchsichtiger ist die Trennung in der Forschung und in der Literatur, wenn es zum Verständnis der dynamischen und statischen Okklusion beitragen soll.

Trotzdem werden sie hier getrennt aufgeführt, da es in der Literatur kein Verzeichnis gibt, indem diese beiden Aspekte sinnvoll zu einer einheitlichen Darstellung des gesamten stomatognathen Systems im biologisch physiologischen Sinn zusammengeführt wurden.

3.2.1 Unterkieferbewegungen

Wieder kann man zwei grundlegend unterschiedliche Herangehensweisen in der Beschreibung der Unterkieferbewegungen feststellen.

Einerseits die These gelenkgeführter Bewegungen des Kondylus und des Unterkiefers, welche vor allem von Christensen, Gysi, Stallard und Stuart sowie Lauritzen eingeführt wurde (Christensen, 1905) (Gysi, 1910) (Stallard und Stuart, 1963) (Lauritzen, 1951). Zu Grunde lagen Ihnen die Beobachtungen und geometrischen Vermessungen an Schädeln, welche mittelwertige Maße bezüglich der räumlichen Einordnung des Unterkiefers am Viszerokranium (Bonwill, 1885) (Balkwill, 1866) bzw. angegebene Winkelbeschreibungen von Bewegungsbahnen (Bennett, 1908) sind. Hier wird auch deutlich die Beziehung zwischen dem Kondylenbahnneigungswinkel und dem Grad der Höckerabhänge im Seitenzahngebiet bzw. der Stellung der Frontzähne gefordert. Es wurde proklamiert, dass die Gleitbewegung der Schanierachse des Kiefergelenks für die Höhe und den Höckergradabhang determinierend ist (Aull, 1965). Aull stellte jedoch in der selben Arbeit fest, dass der Kondylenbahnneigungswinkel zwischen 15 und 66 Grad bei den untersuchten Probanden variierte und dass nur 2% der untersuchten Probanden eine symmetrische Kondylenbahn rechts und links aufweisen.

Auf Grundlage dieser These konnte man die Kieferbewegungen in einen Artikluator übertragen und somit über die Grenzbewegungen definierte Gleitflächen für die Herstellung eines Zahnersatzes erhalten. Ein Protrusionsregistrat soll mit der Führungsfläche der Frontzähne die knöcherne Kondylenbahnneigung beschreiben, um diese in den Artikulator zu übertragen (Posselt, 1968) (Ingervall, 1972, 1974).

Obwohl es einige Studien gibt, die zum einen belegen, dass es keinen fixen Schanierachsenpunkt auf dem Kondylus gibt und zum anderen die Bewegung des Kondylus keine lineare und schon gar keine parallele Bahn bezüglich der fossa arcticularis ist – man beachte die sphärische Form des Kondylus und des Diskus articluaris- (Gallo, et al., 2008) (Palla, et al., 2003), wird bis heute die

Einstellung des Kondylenbahnneigungswinkels und des Bennettwinkels in den Artikulator gelehrt und angewendet (Lehmann, et al., 2002).

Weitere Studien haben gezeigt, dass es keinen Zusammenhang zwischen dem Grad der Kondylenbahnneigung und der Frontzahnführung bezüglich overbite und overjet gibt (Christensen, et al., 1978) (Travers, et al., 2000) bzw. zwischen dem Bennettwinkel, der horizontalen Kondylarbahnneigung und der Kauflächengestaltung im Seitenzahngebiet (Stähle, 1984). Es konnte ebenfalls nicht nachgewiesen werden, dass es einen Zusammenhang zwischen der sagittalen Kondylenbahn und der Anzahl der Kontakte während der Laterotrusionsbewegung gibt - unter der Annahme, dass Bewegungen in diesen Positionen ausschliesslich von der Morphologie der Zähne geführt werden (Møller, 1973).

Andererseits wird die These vertreten, dass die Bewegung des Unterkiefers und somit des Kiefergelenkes einer neuromuskulären Steuerung unterliegt und diese soweit wie möglich Zahnkontakt nicht zulässt. Kurz vor Zahnkontakt ist eine Innervationspause mittels des EEGs und danach sofort die Öffnungsbewegung zu erkennen (Balters, 1953) (Puff, 1963).

Die Dimension der Antagonistenkontakte am Ende eines Zyklus in die habituelle Interkuspidation ist wenig erforscht. Es konnte nur eine Studie gefunden werden, die eine okklusale Gleitfläche von durchschnittlich 0.95mm bis 1.12mm feststellte (Hayasaki, et al., 2002).

3.2.2 Die Kaubewegungen

Die Kaubewegungen wurden insbesondere von Ahlgren und Pröschel in verschiedene Kautypen unterteilt. Sie sprachen von Kauzyklen, die nach bestimmten Kriterien in Gruppen zusammengefasst wurden.

In seiner Untersuchung an Schulkindern unterscheidet Ahlgren sieben verschiedene Kautypen (Ahlgren, 1967).

In ähnlicher Weise definieren Pröschel et al. (Pröschel, et al., 1985) sechs Kaumustertypen, die sie bei Erwachsenen gefunden haben. Diese Studie wird 1987 auf acht Hauptmustergruppen erweitert, die jeweils weiter unterteilt sind

(Pröschel, et al., 1987). Die Einteilung der Bewegungsgrundtypen werden nach Stärke und Richtung der Krümmung bestimmt und in eine systematische Parametisierung eingeteilt. Sie geben unter anderem folgende Parameter an: Vertikale Öffnung, frontale Weite und sagittale Auslenkung (Abb.5).

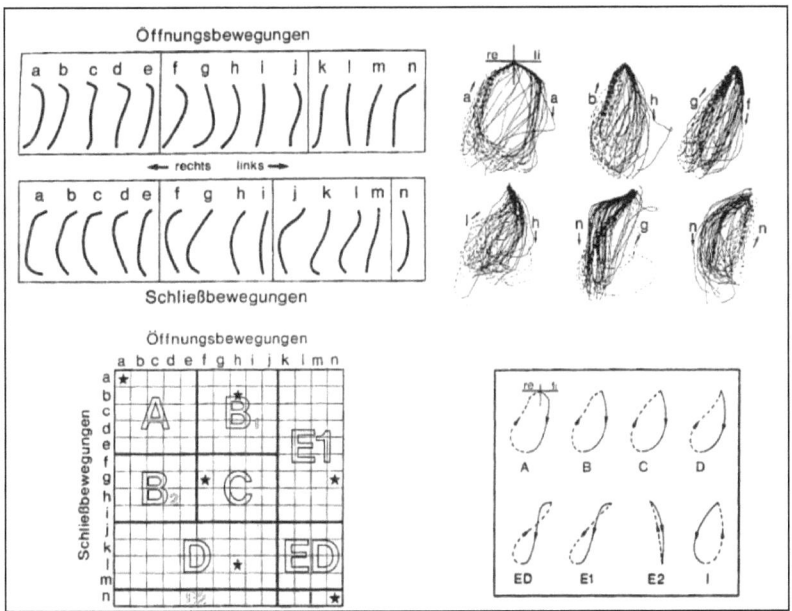

Abb.5: Klassifikationen der Unterkieferbewegungen nach Pröschel et al..

Links oben: Bewegungsgrundtypen in frontaler Projektion für rechtsseitiges Kauen.

Rechts oben: Beispiele zur Klassifizierung von beliebigen Kaumustern „aa", „hb", „fg", „hl", „ng" und „nn". Schließbewegungen sind gestrichelt gezeichnet. Der Typ der Öffnungsbewegung wird zuerst genannt.

Links unten: Sogenannte Kaumusterfelder. Sterne markieren die Lage der sechs Kaumusterbeispiele.

Rechts unten: Zusammenfassung von Bewegungsformen mit gemeinsamen Eigenschaften, die im

Kaumusterfeld innerhalb der umrahmten Bereiche liegen, zu Kaumusterhauptgruppen.

B1 und B2 wird dabei als eine Gruppe B behandelt.

Erstaunlicherweise stellen die Autoren jedoch auch fest, dass 60% der Testpersonen kein festes Kaumuster hatten, sondern ihren Bewegungsablauf der Nahrungskonsistenz anpassten. Dabei traten alle möglichen Kombinationen von Mustern bei weicher und zäher Nahrung auf.

Die Autorengruppe um Gibbs und Lundeen veröffentlichte zwischen 1971 und 1987 mehrere Arbeiten über die Kontaktverhältnisse beim Kauen (Gibbs, 1982; Lundeen, et al., 1982; Lundeen, et al., 1987). Nach ihnen gilt, dass Kauen bei „guter Okklusion durch ein tropfenförmiges Muster charakterisiert ist, dessen Öffnungsbewegung senkrecht nach unten gerichtet sind. Dagegen zeigen dysfunktionelle Verhältnisse unregelmäßige, häufig selbstüberkreuzende Muster." Eckige Bewegungsfromen werden dem Abrasionsgebiß zugeschrieben (Abb.6).

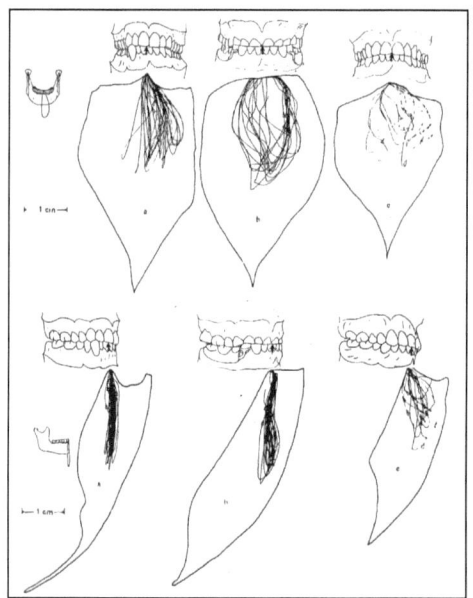

Abb.6: *Obere Reihe:* 3 typische Kaumuster des mittleren Schneidezahnes von frontal unterschiedlicher Patienten. a = gute Okklusion, b = Patient mit abradierten Zähnen, Bruxismus und c = Malokklusion, Störungen im Seitenzahnbereich.
Untere Reihe: Darstellung der Situationen der oberen Reihe von sagittal

Genauere Beschreibungen der Kauzyklen und vor allem der Bewegung des Unterkiefers im Raum kurz vor dem Schlussbiss, blieben bis heute aus und sind in der Literatur,bis auf die Untersuchung von Hayasaki (Hayasaki, et al., 2002), nicht zu finden.

3.2.3 Kontaktpunktverteilung in habitueller Interkuspidation

Ab den 80er Jahren wurden einige Studien über die Kontaktpunktverteilung am Probanden erhoben, wobei sich Schwierigkeiten zeigten, die Erhebung der Daten unter gleichen Bedingungen durchzuführen. Die Dicke des Registriermaterials und somit der Kraftaufwand zum Druckdringen des Materials, bzw. anatomische Gegebenheiten: parodontale Beweglichkeit der Zähne, elastische Deformation des Unterkiefers, gleichmäßige Druckausübung unter den Probanden, stellen einige dieser Schwierigkeiten dar.

Neben all diesen Herausforderungen entsprechen jedoch die „Anzahl und Verteilung der Zahnkontakte in habitueller Interkuspidation bei einem vollbezahnten Menschen in der Regel nicht den in früheren Publikationen postulierten Formen und idealisiert hohen Zahlen" (Utz, et al., 2007).
Die Tabellen 1-3 geben einen Überblick über die erhobenen Kontaktpunktstudien.
Es sei darauf hingewiesen, dass in keiner dieser Studien am natürlichen Gebiss eine Kontaktpunktverteilung bzw. -anzahl gefunden werden konnte, die den Konzepten der „point centric", der „long centric" oder der „freedom-in-centric" gerecht wurde.

Autoren	n	Anzahl pro Kiefer		Anzahl pro Zahnart					
				Frontzähne		Prämolaren		Molaren	
Riise 1982		Berührung	Pressen						
Junge Erwachsene	30	10,6 +/- 4,2	18,0 +/- 4,8						
Ältere Erwachsene	61	7,4 +/- 4,6	18,3 +/- 6,4						
Risse et al. 1983				Berührung	Pressen	Berührung	Pressen	Berührung	Pressen
Junge Erwachsene	30			3	4,8	3,2	5,2	4	8,4
Ältere Erwachsene	61			1,2	4,2	3,2	6	3,2	8
Reiber et al. 1994	49	Berührung	Pressen						
		17	24						
		(15-36)							
End 1996	100	22,5		5		10 (6-14)			
McDevitt et al. 1997	38	11,5 +/- 4,2 (9-13)		2,3 +/- 2,2		3,6 +/- 2,1		5,7 +/- 3,2	
DeLong et al. 2002	10	14 +/- 6							
Ferrario et al. 2002	23	10,2		1,9		4,2		4,1	

Tabelle 1: Literaturübersicht zur Anzahl der interokklusalen Zahnkontakte bei Probanden. Die Autoren erhoben die Befunde mit Okklusions- oder Shimstockfolie (Utz, et al., 2007).

Autoren	n	Anzahl pro Kiefer	Anzahl pro Zahnart			Methode
			Frontzähne	Prämolaren	Molaren	
McNamara et al. 1974	15	19,7				Okklusalwachs Pressen
Ehrlich et al. 1981	29			9,1	24,7	Okklusalwachs Lichtkasten
Durbin et al. 1986						Polyether-Registrat
nach KFO	38	10,1 +/- 3,4	1,4 +/- 1,7	8,7 +/- 3,2		
nach Retention	38	11,5 +/- 3,4	1,4 +/- 1,7	10,1+/- 3,2		
Woda et al. 1967	22	14,8	3,9 im OK 3,1 im UK	4,5 im OK 4,3 im UK	6,5 im OK 7,4 im UK	Silikon- Registrat
Razdolsky et al. 1989						Polyether-Registrat
nach KfO	40	19,1	2,9	4,1	12,1	
21 Monate Retention	40	28,2	3,5	5,8	18,9	Pressen
Korioth 1990	45	14,8 (4-29) ausser den Frontzähnen				Alginat-Registrat Lichtkasten
Sullivan et al. 1991						Regisil-Registrat
Kontrolle	18	16,8	3,3	13,5		
nach KFO- Behandlung	19	15	2,9	12,1		
Ciancaglini et al. 2002						Okklusalwachs
Gesunde	25	37 +/- 6	5,8 +/- 5,7	8,9 +/- 12	16,8 +/- 29,5	
KG-Erkrankte	25	38 +/- 6	6,6 +/- 5,8	8,5 +/- 12,5	17,2 +/- 28,8	

Tabelle 2: Literaturübersicht zur Anzahl der interokklusalen Zahnkontakte bei Probanden. Die Autoren erhoben die Befunde mit Registraten (Utz, et al., 2007).

Autoren	n	Anzahl pro Kiefer	Anzahl pro Zahnart			Methode
			Frontzähne	Prämolaren	Molaren	
Athanasiou et al. 1989	20	23,8 +/- 4,7 (15-34)				Photookklusion
Gianniri et al. 1991						Photookklusion
Gesunde	28	21 +/- 2	4 +/- 1		17 +/- 1	
Kiefergelenk-Erkrankte	28	18 +/- 3	3 +/- 2		14 +/- 2	
Cartagena et al. 1997						T-Scan
Kraft- Methode	31	12,5 +/- 2,7	2,1 +/- 1,6		10,4 +/- 3,7	
Zeit- Methode	31	16,8 +/- 3,6	4,5 +/- 2,2		12,4 +/- 5,0	
Garcia et al. 1997, Sepueros et al. 1997	18	19,4 +/- 6,1 (8-31)	4,1 +/- 1,0	4,4 +/- 1,1	10,9 +/- 2,2	T-Scan

Tabelle 3: Literaturübersicht zur Anzahl der interokklusalen Zahnkontakte bei Probanden. Die Autoren erhoben die Befunde mittels Photookklusion oder dem T-Scan-Verfahren (Utz, et al., 2007).

Bezüglich der Verteilung der Kontaktpunkte sind in der Literatur einige gemeinsame Punkte hervorzuheben:

1. Besonders häufig sind die Kontakte zwischen den inneren Abhängen der Arbeitshöcker, welche den B-Kontakten entsprechen, zu finden Diese nehmen somit als „Arbeitskontakte" eine wichtige Stellung zwischen allen Kontakten ein (McDevitt, et al., 1997) (Hochmann, et al., 1987) (End, 1996).
2. Die Anzahl der Kontaktpunkte pro Zahn verdichten sich am 1. Molaren, daher wird diese Region in der Literatur auch als „Kauzentrum" beschrieben (Ferrario, et al., 2002) (Riise, et al., 1982) (End, 1996) (Plasmans, et al., 1988) (Korioth, 1990) (Kumagai, et al., 1999).

Weniger präzise erforscht ist der Okklusionspunkt oder besser beschrieben als „Okklusionsfeld eines Okklusionspunktes". Wenige Untersuchungen legen den Verdacht nahe, das die Unterkieferbewegung nicht präzise immer in genau einem Kontaktpunkt endet, sondern dieser „Kontaktpunkt" einen Durchmesser von ca. 1mm einnimmt, welcher einheitlich als Punkt bezeichnet wird (Ogawa, et al., 2000) (Hayasaki, et al., 2002).

3.3 Die Artikulatoren

3.3.1 Derzeitige Übersicht der Artikulatorensysteme

Seit Mitte des 19. Jahrhundert wurde eine Vielzahl an Artikulatoren mit unterschiedlicher Bau- und Funktionsweise entwickelt. In der Literatur sind Einteilungen nach folgenden Kriterien zu finden:

1. Prinzip der dominierenden Führungsflächen
   a. gelenkbezogene Artikulatoren, basierend auf der Führung der künstlichen Kiefergelenke. Zu den wichtigsten Vertretern gehören unter anderem die Bonwill-, Christensen-, Gysi-, Hanau-, Dentatus-, SAM- und Protar-Artikulatoren.
   b. kaubahn- (gleitbahn-) bezogene Artikulatoren, basiert auf der Führung der Kaufläche der Zähne. Hier seien die Stratos-Artikulatoren genannt.
2. Nach der Existenz einer Gelenkführung
   a. Gelenkartikulatoren und
   b. Gelenklose Artikulatoren
   Die Gelenkartikulatoren können weiterhin unterteilt werden in
   - Artikulatoren mit starrer Gelenkführung und
   - Artikulatoren mit „freischwingender" Achse
3. Einteilung nach Anordnung der Führungsflächen
   Die Artikulatoren werden anhand der Anordnung der kondylären Führungsflächen eingeteilt (Bergström, 1950):
   a. Arcon-Artikulatoren: Führungsfläche (künstliche Gelenkpfanne) fixiert zum Oberteil des Artikulators.
   b. Condylar (Non-Arcon): Führungsfläche fixiert zum Unterteil des Artikulators.
4. Einteilung nach der Orientierung zu unterschiedlichen Referenzebenen
   a. Camper'sche Ebene-Artikulatoren
   b. Frankfurter-Horizontale-Artikulatoren
   c. Achs-Orbital-Ebene-Artikulatoren

d. Patienten-Horizontale-Artikulatoren

(Fuhr, et al., 1981) (Schürmann, 1986) (Girrbach, 1991)

5. Einteilung anhand der Justierbarkeit der Artikulatoren

Die Justierbarkeit bezieht sich auf die Möglichkeit der Einstellung unterschiedlicher Parameter an dem Artikulator, z.B. Kondylenbahnneigungs- und Bennettwinkel, Interkondylarabstand). Damit versucht man die anatomischen Charakteristika des Patienten besser nachzuahmen (Fuhr, et al., 1981).

Anhand dieser Möglichkeiten werden die Artikulatoren eingeteilt in:

a. einfache Schanierartikulatoren = Okkludatoren

b. Mittelwertartikulatoren

c. Einstellbare Artikulatoren:

–kaubahnbezogene Artikulatoren

–schädelbezüglich teiljustierbare Artikulatoren

D.h. einige ausgewählte Parameter lassen sich einstellen.

(z.B.: SAM 1, Protar 5, Dentatus ARH)

–Schädelbezüglich volljustierbare Artikulatoren

D.h. praktisch alle Parameter lassen sich einstellen.

(z.B.: Stuart, Denar D5A)

6. Elektronische Artikulatoren

Diese Artikulatoren versuchen über elektronisch registrierte Kaubewegungen die individuellen Bewegungen des Patienten nachzuahmen (Edinger, et al., 1995) (van der Zel, 1996).

7. Virtuelle Artikulatoren

Durch die zunehmende Herstellung von Zahnersatz mittels der CAD/CAM Technologie (Mehl, et al., 1997) nimmt die Forderung nach einer Darstellung dynamischer und statischer Okklusion mittels eines Computerprogrammes zu. Dabei zeigt sich, dass ein virtueller Artikulator in der Lage ist im klinisch relevanten Bereich gute bis exzellente Ergebnisse zu erzielen (Kordass, 2007).

3.3.2 Wiedergabegenauigkeit der Kontaktmuster vom Probanden in ein Artikulatorsystem

Die exakte Übertragung der klinischen Okklusionssituation in den Artikulator ist nach wie vor eine Problemstellung in der therapeutischen Zahnheilkunde auf Grund von zahlreichen beeinflussenden Faktoren: Indikatormaterial, Kraftauswirkung, Deformation des Unterkiefers, Position des Patienten, Ungenauigkeit in der Modellherstellung und Montage, etc..

Es wurde jedoch belegt, dass auf ein Registrat besser verzichtet werden sollte, wenn sich die Modelle „kippfrei" zuordnen lassen (Reiber, et al., 1993) (Utz, et al., 2007).

DeLong konnte zeigen, dass die Methode eingescannter Modelle zur Untersuchung von Kontaktpunkten zuverlässige Daten liefert (DeLong, et al., 2002) und zudem der Erhebung von Kontaktverhältnissen mittels Shimstock-Folie sogar überlegen ist (DeLong, et al., 2007).

3.4 Problemstellungen

Nach Übersicht der wissenschaftlichen Datenlage gibt es bis heute keine Lehre der statischen noch dynamischen Okklusion, welche auf wissenschaftlicher Grundlage und Beobachtung der menschlichen Physiologie, ein Konzept entwickelt hat, das nicht artifiziell erdacht ist, sondern die Natur nachahmt und sich somit störungsfrei in das stomatognathe System eingliedern lässt.

Um ein Verständnis des stomatologischen Systems zu erlangen, bedarf es wohl der Zusammenführung zahlreicher Beobachtungen und wissenschaftlicher Daten aus unterschiedlichen Teilbereichen der Zahnheilkunde und der Humanmedizin. Diese sind zum Beispiel: Bereiche zur Erforschung der Kiefergelenksmechanismen, die Neurologie zur Erkennung der Reflexmechanismen, die Anatomie für die Kenntnisse der Entwicklung und Charakteristika des Viszerokraniums, die Erfahrungen der Prothetik zur Vermeidung gängiger Fehler, parodontologische Befunde zur Erkennung eventueller Fehlbelastungen sowie Okklusionsstudien vor und nach kieferorthopädischen bzw. chirurgischen Eingriffen. All diese Aspekte und Erkenntnisse sollten zu einer physiologischen stomatognathen Lehre zusammengeführt werden.

Durch die CAD/CAM-Technik steht dem Zahnarzt heute eine Möglichkeit zur Verfügung, einen zahntechnisch und zahnmedizinisch qualitativ hochwertigen Zahnersatz einzugliedern. Wenn das stomatognathe System des Patienten ansonsten in der Gesamtheit seiner Komponenten unversehrt ist und nur die Rehabilitation mit kleineren Einzelzahnrestaurationen oder kleineren Brücken erforderlich ist, hat sich gezeigt, dass die automatisierte Rekonstruktion der Kauflächengestaltung ausreichend ist, um den Zahnersatz störungsfrei mit wenigen Einschleifmaßnahmen einzugliedern. Diese Einschleifmaßnahmen sind vergleichbar mit der Eingliederung von Zahnersatz, welcher herkömmlich im Artikulator hergestellt wurde. Wenn hier jedoch kein Vorteil des im Artikulator hergestellten Zahnersatzes unter Berücksichtigung der Kiefergelenkseinstellungen gegenüber der CAD/CAM-Restauration besteht, stellt sich doch die Frage der Notwendigkeit dieser Kiefergelenksparametereinstellungen.

Mit dieser Studie sollen Teilbereiche der Zahnheilkunde mit wissenschaftlicher Datenlage geklärt werden, um zu diesem Gesamtverständnis beizutragen.
So stellen sich in dieser Arbeit ganz konkrete Problemstellungen:

1. Wo und wie viele Kontaktpunkte kommen im natürlichen Gebiss vor?

2. Wie genau lassen sich statische und dynamische Okklusionsverhältnisse überhaupt in den Artikulator übertragen?

3. Kann man den neu entwickelten virtuellen Artikulator als geeignetes und gleichwertiges Artikulatorsystem im Vergleich zum mechanischen Artikulator ansehen?

4. Lassen sich Veränderungen bezüglich der dynamischen Okklusion auf den Okklusalflächen bei veränderten Einstellungen des Kondylenbahnneigungswinkels, des Bennett-Winkels, und des Bonwill-Dreiecks erkennen und wenn ja, in welcher Größenordnung bewegen sich diese Veränderungen?

4 Material und Methode

4.1 Probanden

4.1.1 Auswahlkriterien der Probanden

Für die Studie wurden gesunde, vollbezahnte Probanden ausgesucht, welche keine kauflächenbedeckenden Füllungen aufwiesen. Es wurden nur Fissurenversiegelungen und minimal-invasive okklusale Füllungen zugelassen, wenn sie nicht die Okklusionsverhältnisse tangierten. Es mussten weiterhin Gebisse sein, die bis mindestens zum 2. Molaren bezahnt waren, mit vorwiegender Angle-Klasse I. Kleine Nuancen zu Angle-Klasse II oder III wurden mit aufgenommen. Ob zuvor eine kieferorthopädische Behandlung stattgefunden hat, wurde außer Acht gelassen. Es durften aber keine Anhaltspunkte in der Diagnose für eine temporo-mandibuläre Dysfunktion vorliegen. Das Probandenalter lag zwischen 19 und 40 Jahren, das Geschlecht sowohl männlich als auch weiblich. Für die Untersuchung der statischen Kontaktpunkte lag die Studiengröße bei n= 274 Gipsmodellen. Aus diesem Kollektiv wurde für die Untersuchung der dynamischen Okklusion eine zweite Studiengruppe n=20 (weiblich n= 10, männlich n=10) ausgewählt und weiterhin klinisch untersucht. Die Daten wurden nur von einer Untersucherin aufgenommen, um die interindividuellen Behandlungsunterschiede zu vermeiden.

4.1.2 Modellsammlung und klinische Kontaktpunktdarstellung

Von den 274 Probanden wurde vorher jeweils ein Oberkiefer- und Unterkieferabdruck mit einem Polyethermaterial (Impregum™ Penta™, 3M Espe, Neuss) genommen. Dieser wurde für mindestens eine Stunde ruhen gelassen, bevor er zur Modellherstellung mit Gips (Zahnkranzgips Spezial®, Klasse4 Dental GmbH, Augsburg) ausgegossen wurde. Bei der Unterkieferabformung wurde darauf geachtet, dass der Proband nach Positionierung des Abdrucklöffels den Mund leicht schließt, um der

Spannungsdeformation des Unterkiefers entgegenzuwirken. Nach dem Ausguss der Modelle wurden die Modelle getrimmt und die okklusale Fläche nach Gibsperlen bzw. Artefakten untersucht, welche die Okklusion stören könnten, und diese entfernt.

An 20 Probanden wurden zusätzlich die statischen Kontaktpunkte und dynamischen Kontaktbahnen angefärbt mit 12 μm Okklusionsfolie (Hanel Okklusions-Folie, Coltène/Whaledent, Langenau). Rote Okklusionsfolie wurde zur statischen Kontaktsituation, blaue und grüne Okklusionsfolie zur dynamischen Kontaktsituation verwendet. Der Patient wurde aufgefordert eine Laterotrusionsbewegung nach rechts und links und eine Protrusionsbewegung durchzuführen.

Es wurde darauf geachtet, dass der Patient in einer entspannten Körperhaltung mit physiologischer Kopf-Nacken-Schulter Lagerung in halbaufrechter Position sitzt. Zur statischen Kontaktpunktanalyse wurde der Proband aufgefordert, den „Mund leicht zu schließen" und „ zwei bis drei kleine Auf-, Zu- Bewegungen zu machen". Die Zähne wurden getrocknet und der Mundraum von der Assistenz trocken gehalten, bis die Situationen photographisch festgehalten waren.

An fünf Probanden wurde zusätzlich ein Transferbogen (SAM® Axioquick Transferbogen, Fa. SAM Präzisionstechnik, München) angelegt, um die Modelle dieser Probanden später einartikulieren zu können.

4.2 Bearbeitung der Modelle

4.2.1 Gewinnung der Datensätze

4.2.1.1 *Das Scansystem*

Zur Oberflächenvermessung der Modelle wurde der 3D Scanner „3Shape's D-200™" mit der Software „3Shape Scault™" verwendet und mit dem „ScanOrthodontic"-Programm (3Shape A/S, Kopenhagen, Dänemark) verarbeitet.

4.2.1.2 *Gewinnung der Datensätze für jeweils Oberkiefer- und Unterkiefer-Modelle und die zugehörige Okklusion*

Pro Proband wurde der Oberkiefer bzw. der Unterkiefer jeweils einzeln auf einer Tragefläche gespannt und vermessen. Zur Festlegung der Okklusion wurde der Oberkiefer zum Unterkiefer in habitueller Interkuspidation manuell zusammengefügt. Diese Zusammenfügung der Kiefer ohne Registrat wurde als gleichwertige Methode zur okklusalen Relation in der Studie von K.-H. Utz untersucht (Utz, et al., 2007).

Der Oberkiefer-Unterkiefer-Block wurde verschraubt und gescannt.
Die einzeln eingescannten Modelle wurden dann virtuell über die im Block gescannten Modelle gelegt und mittels eines 3-Punkte Systems vorpositioniert, sodass die nachfolgende automatische Feinjustierung ein dreidimensionales, komplettes Okklusionsmodell errechnen konnte, mit welchem man den Ober- bzw. Unterkiefer auch einzeln zueinander referenziert betrachten konnte.

4.2.1.3 *Der virtuelle Artikulator*

Der 'Virtual Articulator', Produktversion 1.0.0.1., wurde von Mehl in Zusammenarbeit mit dem Leibniz-Rechenzentrum, München, entwickelt.

4.2.1.4 *Weiterverarbeitung der Daten im virtuellen Artikulator*

Nachdem der Datensatz des Ober- und des Unterkiefers in die Datei des virtuellen Artikulators übertragen wird, legt man die Okklusionsebene fest. Hierzu werden die üblichen Punkte: Unterkiefer Inzisalpunkt und jeweils der disto-bukkale Höcker der 2. Unterkiefer-Molaren, verwendet.

Im Programm des virtuellen Artikulators kann nun der Bereich eingegeben werden, ab welcher Distanz zwischen den Antagonisten die statischen Kontaktpunkte blau (in der Abb.8 schwarz) dargestellt werden sollen. Zur Untersuchung von Anzahl und Verteilung der Kontaktpunkte ergab sich ein Bereich zwischen 40 μm und 60 μm. Die Spannweite erklärt sich daraus, dass die statischen Kontaktpunkte „aktiv" untersucht wurden. D.h., dass in diesem Bereich ein Wert gesucht wurde, in dem keine Kontaktpunkte verloren gingen und auch keine neuen Kontaktpunkte dazukamen. Somit mindert man die Fehlerquellen, welche durch die unterschiedlichen „Indikatordicken" bzw. durch die unterschiedlichen Kraftausübungen der Patienten entstehen. Diese können zu einer höheren oder niedrigeren Anzahl der Kontaktpunkte führen (Kumagai, et al., 1999) (Reiber, et al., 1989).

Zur Untersuchung der dynamischen Okklusionsbahnen wurde die Studiengröße n=20 aus dem Studienkollektiv n= 274 ausgesucht, die eine eindeutige Okklusion ohne Dreh- und Kippmoment in der manuellen Interkuspidation auswiesen. In dem Programm wurde der sagittale Kondylenbahnneigungswinkel von 10 Grad bis 50 Grad, der Bennett- Winkel von 0 Grad bis 30 Grad, die Schenkel sowie die Basis des Bonwill-Dreiecks von 90 mm bis 120 mm und die Höhe des Bonwill-Dreiecks von 10 mm bis 50 mm jeweils in drei Schritten verändert, wobei der virtuelle Inzisalstift 40X40 verschiedene Punkte auf dem virtuellen Inzisalteller pro Parametereinstellung abfährt (Abb.7).

Der sagittale Kondylenbahnneigungswinkel ist definiert als Winkel zwischen der Bahn der sagittalen Kondylenbewegung und der Camper-Ebene. Der Winkel zwischen der Protrusionsbahn und der Bewegung des schwingenden Kondylus in der Horizontalebene, wird als Bennett-Winkel definiert. Der Abstand des Inzisalpunktes zu den jeweiligen Mittelpunkten des rechten bzw. linken Kondylus und zwischen diesem Interkondylarabstand definiert das Bonwill-Dreieck (Lehmann, et al., 2002).

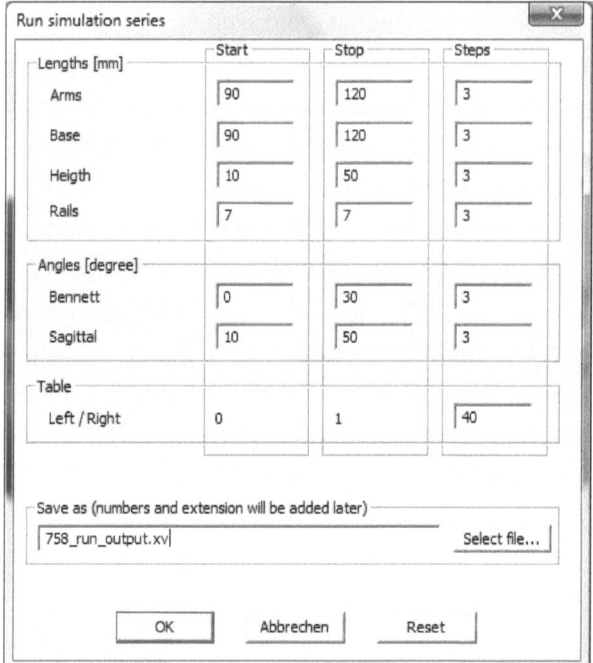

Abb.7: Screen-shot der Parametereinstellungen im virtuellen Artikulator.

Die ausgeführten Bewegungen sind reine Grenzbewegungen. Der gesamte Datensatz wurde abgespeichert.

Zusätzlich wurden zur visuellen Darstellung Extremwerte eingegeben. Für die sagittal Kondylenbahnneigungswinkel 15 und 64 Grad, für den Bennett-Winkel 7 und 30 Grad, für den Bonwill-Schenkel 70, 130, 150, 200mm, für die Bonwill-Basis 70, 130, 150, 190mm und für die Bonwill-Höhe 15 und 60mm. Dies sind extreme Werte, zeigen aber umso deutlicher, ob eine signifikante Veränderung der gelb (in Abb.8 weiß) dargestellten Grenzbewegungsbahnen eintritt. Zur visuellen Untersuchung der Veränderungen je nach Parameter wurde ein Screen-shot der jeweiligen Situationen genommen und zum Vergleich in eine PowerPoint-Präsentation eingearbeitet. Die Extremwerte wurden pro Parameter mit dem in der Literatur angegebenen Durchschnittswert verglichen.

Die Durchschnittswerte in der Literatur lauten:

- Kondylenbahnneigungswinkel: 34 Grad
- Bennettwinkel: 15 Grad
- Bonwill-Dreieck-Schenkel und –Basis: 105 mm
- Bonwill-Höhe: 33 mm
- Länge der Führungsfläche: 7 mm

(Lehmann, et al., 2002) (Ohm, et al., 1982)

Abbildung 8 zeigt beispielhaft die Darstellung für die Parameter- Einstellung des Bonwill-Basis des Modell 757. Analog wurde für die weiteren Parametereinstellungen verfahren.

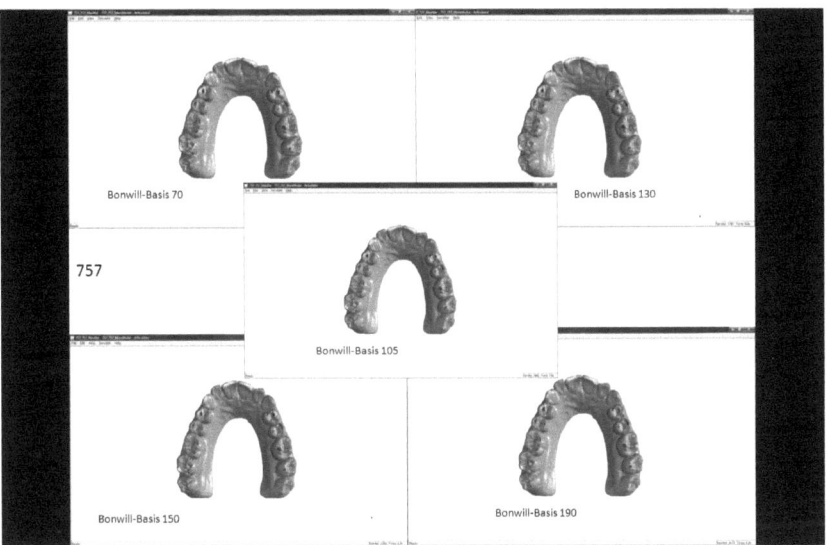

Abb.8: Screen-shot der dynamischen Grenzbewegungsbahnen bei Einstellung der Bonwill-Basis von 70, 105, 130, 150 und 200mm.

4.2.2 Einartikulation 5 ausgewählter Modelle

4.2.2.1 *Einartikulation*

Die Modelle der fünf Probanden, welche schädelbezüglich mit einem SAM® Axioquick (Fa. SAM Präzisionstechnik, München) Transferbogen vermessen wurden, sind zusätzlich nach dem Scanvorgang in einen SAM® P2 Artikulator

(Fa. SAM Präzisionstechnik, München) herkömmlich (Artikulationsgips, picodent®, Wipperfürth) einartikuliert worden. Wie bei dem Scanvorgang wurden die Modelle mit manueller Interkuspidation zusammengefügt. Die Kondylenbahnneigungswinkel wurde mittelwertig auf 34 und der Bennettwinkel mittelwertig auf 15 Grad eingestellt.

4.2.2.2 *Anfärben statischer Kontaktpunktemuster und dynamischer Grenzbewegungsbahnen. Photographische Erfassung und Verarbeitung der Photographien.*

Zur Darstellung der statischen Kontaktpunkte wurde rote Okklusionsfolie, 12 µm, zur Darstellung der dynamischen Grenzbewegungsbahnen wurde grüne bzw. blaue Okklusionsfolie verwendet (Hanel Okklusions-Folie, Coltène/Whaledent, Langenau), wie zur klinischen Darstellung am Probanden. Es wurden wieder jeweils Laterotrusionsbewegungen nach rechts und links unter Zahnführung sowie eine Protrusionsbewegung unter Zahnführung ausgeführt.

Die statische Kontaktsituation wurde separat von der dynamischen Kontaktsituation photographisch erfasst. Die Photographien wurden wiederum mit den jeweiligen Photographien der zugehörigen klinischen Situation und mit der zugehörigen Situation im virtuellen Artikulator bei gleichen, mittelwertigen Parametereinstellungen, in eine PowerPoint- Präsentation zum visuellen Vergleich eingearbeitet. Die Abbildungen 9 bis 14 zeigen beispielhaft die Darstellung für das Modell Nummer 758.

4 Material und Methode

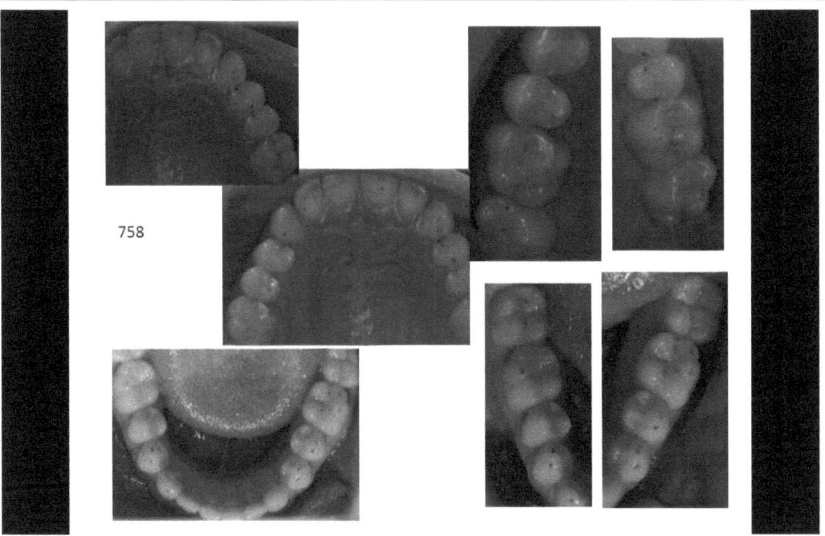

Abb.9: Screen-shot der klinischen, statischen Kontaktpunkteverteilung am Beispiel des Probanden 758.

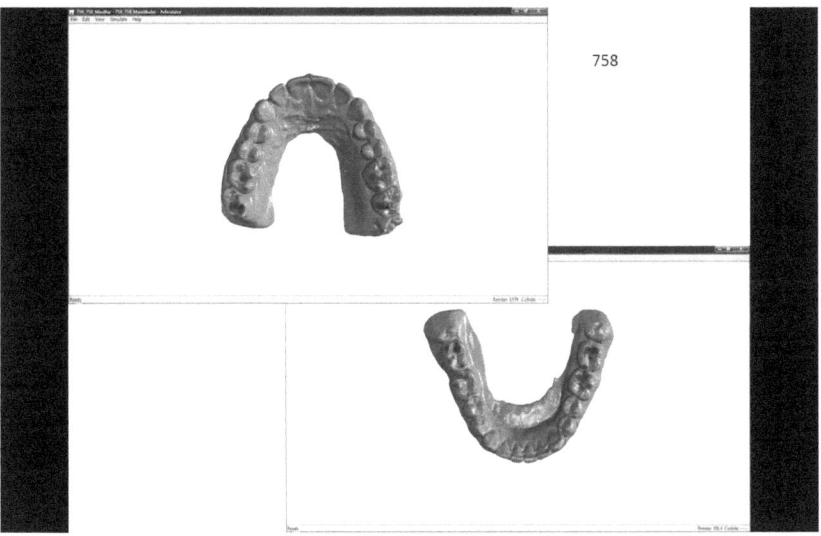

Abb. 10: Screen-shot der statischen Kontaktpunkteverteilung bei mittelwertiger Parametereinstellung im virtuellen Artikulator, Modell 758.

4 Material und Methode

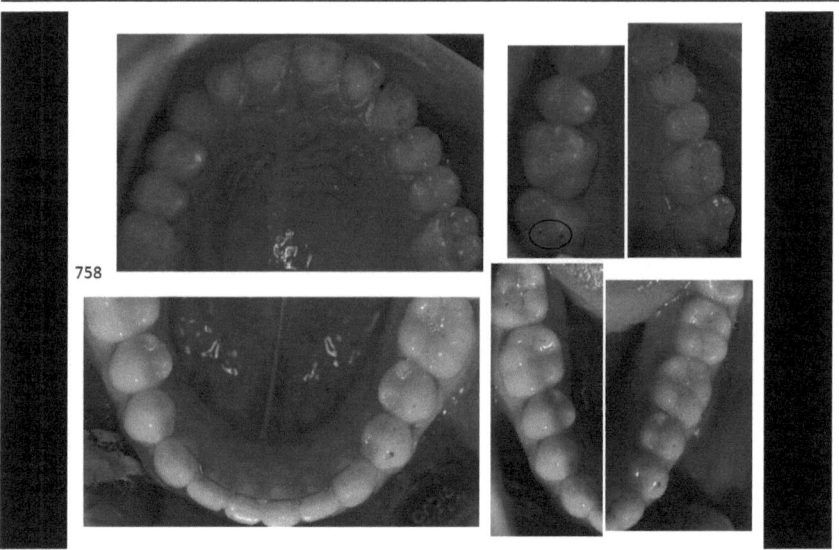

Abb.11: Screen-shot der klinischen, dynamischen Grenzbewegungsbahnen am Beispiel des Probanden 758 (statische Kontaktpunkt eingekreist, wenn sie sich nicht mit dynamischer Grenzbewegungsbahn überlagern).

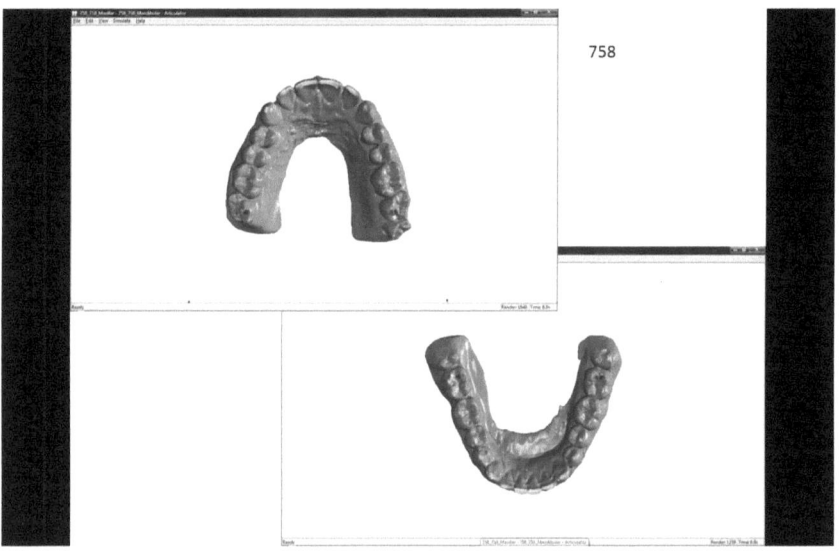

Abb.12: Screen-shot der dynamischen Grenzbewegungsbahnen bei mittelwertiger Parametereinstellung im virtuellen Artikulator, Modell 758 (schwarz: statische Kontakte, weiß: dynamische Grenzbewegungsbahnen).

4 Material und Methode

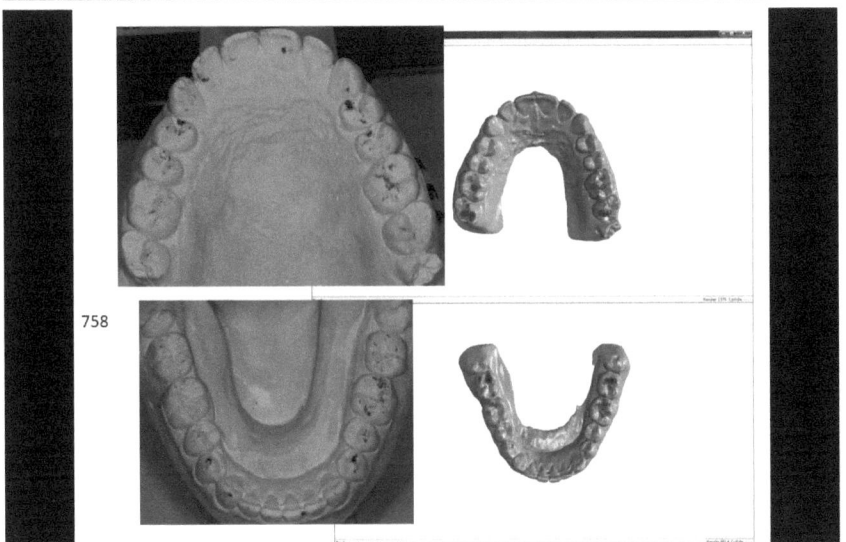

Abb.13: Screen-shot der statischen Kontaktpunkteverteilung bei mittelwertiger Parametereinstellung im mechanischen und im virtuellen Artikulator, Modell 758.

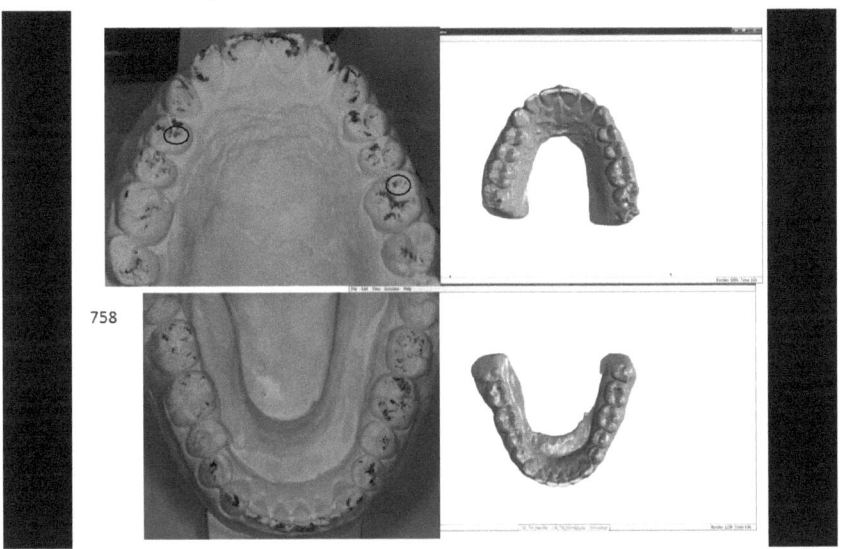

Abb.14: Screen-shot der dynamischen Kontaktsituation bei mittelwertiger Parametereinstellung im mechanischen und virtuellen Artikulator, Modell 758. (mechanischer Artikulator: statische Kontaktpunkte eingekreist, wenn sie sich nicht mit dynamischer Grenzbewegungsbahn überlagern. Virtueller Artikulator: schwarz: statische Kontaktpunkte, weiß: dynamische Grenzbewegungsbahnen).

4.3 Auswertung der Daten

4.3.1 Auswertung der statischen Okklusion der 274 Modelle

Nach visueller Darstellung der Kontaktpunkte im Ober- und Unterkiefer in einer PowerPoint-Präsentation wurden die Kontaktpunkte nach Anzahl und Verteilung untersucht auf Basis der anatomischen Oberflächeneinteilung nach Plasmans (Plasmans, et al., 1988) (DeLong, et al., 2002) (Abb.15 und 16).

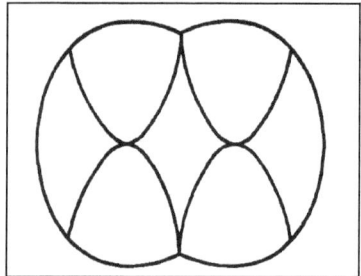

Abb. 15: Schematische topographische Einteilung der Ober- und Unterkiefermolaren nach Plasman et al..

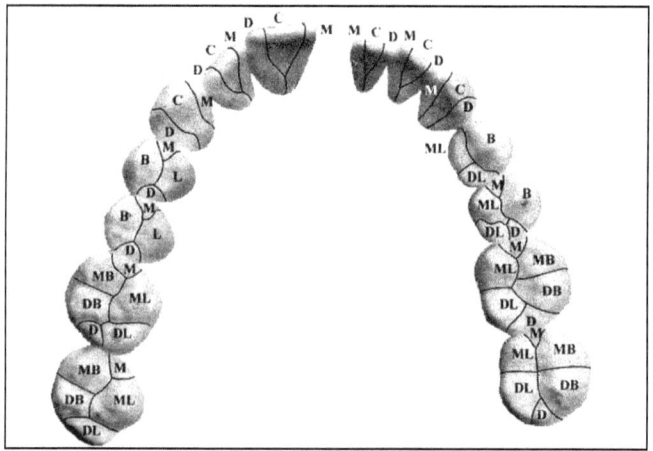

Abb.16: Anatomische Einteilung der Zahnoberfläche nach DeLong zur Erhebung der Kontaktpunkteanzahl auf der Grundlage der Einteilung nach Plasman et al.. B: buccal, C: central, D: distal, L: lingual und M: mesial.

Bei der Verteilung wurde im Seitenzahngebiet unterschieden, ob der Kontaktpunkt auf den Arbeits- bzw. auf den Scherhöckern oder auf den Randleisten zu liegen kam. Diese Daten wurden zur Auswertung in eine Excel-Tabelle eingegeben.

4.3.2 Vergleich der statischen und dynamischen Kontaktmuster zwischen klinischer Situation und den Ergebnissen der Kontaktmuster im herkömmlichen bzw. virtuellen Artikulator.

Nach visueller Darstellung der statischen und dynamischen Kontaktmuster sowohl als Photographien am Probanden, als auch als Screen-shot- Darstellung des virtuellen Artikulators und als Photographien der Situation im mechanischen Artikulator in einer Powerpoint-Präsentation, wurden die Okklusalflächen der Zähne wieder eingeteilt nach Plasmans et al.. Es wurde visuell beurteilt, ob in den angegebenen anatomischen Feldern ein statischer Kontaktpunkt oder eine dynamische Kontaktbahn zu erkennen war und die Anzahl pro Zahn summiert. Die Daten wurden zur vergleichenden Auswertung in eine Excel-Tabelle übertragen. Somit konnte die Übertragungsgenauigkeit des virtuellen Artikulators zum mechanischen Artikulator verglichen werden und zugleich die Übertragungsgenauigkeit vom Probanden auf ein Artikulatorsystem. Die Situation im Probandenmund diente als Referenz zu welcher die Übertragungsgenauigkeit des virtuellen bzw. mechanischen Artikulators gesetzt wurde.

Die Daten wurden mittels der statistischen Formeln für Mittelwert und Standardabweichung berechnet.

4.3.3 Untersuchung der dynamischen Okklusion mit unterschiedlichen Parametern im virtuellen Artikulator mit dem Programm 3D BioGeneric-DentVisual

Die folgenden Arbeitsschritte hatten nun das Ziel, die mittels des virtuellen Artikulators errechneten Datensätze der verschiedenen Parametereinstellungen mit der Software 3D BioGeneric-DentVisual, Version 1.0.0.1, auszuwerten. Somit konnten eventuelle Differenzen der Größe der Gleitflächen bei unterschiedlichen Parametereinstellungen mathematisch ausgerechnet und dargestellt werden.

Von jedem Kiefer wurden für die jeweilige Parametereinstellung zwei Auswertungen angefertigt: zum einen „DU: difference to upper jaw" für die minimalen Abstände der Unterkieferpositionen zu den Kauflächen bzw. Frontzähnen des Oberkiefers und zum anderen „DL: difference to lower jaw" für alle minimalen Abstände der Oberkieferpositionen zu den Kauflächen bzw. Frontzähnen des Unterkiefers. Als Kontaktpunkte wurden alle Abstände genommen, welche kleiner als 110 µm waren. Dies erschien sinnvoll, da aufgrund von Mess- und Positionierungsungenauigkeiten ungefähr in der gleichen Größenordnung Fehler zu erwarten sind und diese mit einbezogen werden sollten. Zudem treten auch Ungenauigkeiten in dieser Größenordnung bei der Fertigung von Zahnersatz auf und sollten auch hier mit entsprechenden potentiellen Störkontakten berücksichtigt werden. Für jedes Kiefermodell wurde ein Verzeichnis angelegt, in welchem die Files abgespeichert wurden.

In einem weiteren Schritt wurde jeweils davon ausgegangen, dass pro Kiefermodell die Referenzsituation der jeweiligen mittelwertigen Parametereinstellung entsprach, d.h. das File mit den Parametern _105_105_030_07_15_30(_Bonwill-Schenkel_Bonwill-Basis_Bonwill-Höhe_Kondylenbahnlänge_Bennett-Winkel_sagittaler Kondylenbahnneigungswinkel). Für diese Referenz wurde jeweils die Anzahl der Kontaktpunkte ermittelt und als Variable „area_reference" festgehalten. Die Kontaktpunkte wurden als Fläche anhand der Pixelauflösung berechnet. Zum besseren Verständnis der Genauigkeit dieser Untersuchung sei erwähnt, dass die gesamte Kaufläche inklusive Frontzähne bei 50.000 bis 60.000 Punkten für einen Kiefer liegt. So konnten kleinste Veränderungen quantitativ festgehalten werden.

Der Kern dieser Auswertung war nun, dass man alle weiteren Files der unterschiedlichen Parametereinstellungen eines Kiefermodelldatensatzes im Verhältnis zu den Referenzeinstellungen (Referenz-File) betrachtete: es wurde für jede Einstellung (ein File) überprüft, ob mehr oder weniger Kontaktpunkte, d.h. Steigerung oder Abnahme der Pixel der Kontaktpunkteflächen im Vergleich zur Referenzeinstellung (Referenz-File) hinzu- oder wegkamen und die Anzahl gespeichert. Diese gespeicherten Daten sind die „Abweichungsflächen" zur „area_reference".

Von diesen Abweichungsflächen wurden folgende Werte ermittelt:
Durschnitt aller Abweichungsflächen für jeweils DU und DL: mean_area
Jeweilige Standardabweichung: stddev_area.

Somit kann man mit der Formel:
(mean_area + stddev_area)/ area_reference
genau berechnen, um wie viel Prozent sich die Flächen der Kontaktbahnen zur Referenz (= mittelwertigen Parametereinstellungen) verändert haben.

Alle Abweichungen, welche größer als mean_area + 1,5stddev_area bzw. mean_area + 2,0stddev_area sind, wurden mit ihren sagittalen Kondylenbahnneigungswinkel-, Bennett-Winkel-, Bonwill-Basis bzw. –Schenkel und –Höhe-Werten aufgeführt und dazu die Abweichungsflächen angegeben. Somit konnte man genauer analysieren, bei welchen Parametereinstellungen es zu auffälligen Veränderungen kam und ob man eventuell bestimmte Konstellationen von Parametergrößen bei denen diese Veränderung gehäuft auftraten, herausarbeiten konnte.

5 Ergebnisse

5.1 Visuelle Beurteilung

5.1.1 Vergleich der Ergebnisse im Probandenmund mit den Ergebnissen im mechanischen und im virtuellen Artikulator bezüglich der statischen Kontaktpunkte

Bei fünf ausgewählten Probanden fand der direkte Vergleich zwischen dem mechanischen Artikulator und der Situation im Probandenmund bezüglich Anzahl und Verteilung der statischen Kontaktpunkte statt. Die Tabelle 4 zeigt die erhobenen Daten für jeden Zahn einzeln ausgewertet, wobei die jeweils erste Zeile pro Modellnummer die Daten des virtuellen Artikulator, die zweite Zeile die Daten des mechanischen Artikulator und die dritte Zeile pro Modellnummer die Daten der Situation im Probandenmund darstellen.

Zahnnummer	17	16	15	14	13	12	11	21	22	23	24	25	26	27	37	36	35	34	33	32	31	41	42	43	44	45	46	47
Modellnr.: 253	2	4	3	2	1	1	1	0	0	1	3	3	4	3	3	5	3	1	0	0	0	1	1	1	3	4	3	
	3	4	3	3	1	1	1	1	1	1	2	3	3	3	2	4	2	1	1	1	0	1	1	2	1	3	4	3
	2	4	3	2	1	0	0	0	1	1	2	2	3	2	2	2	3	1	1	1	1	0	1	1	1	2	4	2
Modellnr.: 755	3	4	3	2	1	2	1	1	2	2	3	2	5	1	1	4	3	2	1	1	1	1	3	2	3	5	3	
	1	3	2	2	1	1	1	1	2	1	3	2	4	1	1	3	2	2	1	1	1	1	1	0	2	3	4	3
	2	3	2	2	0	0	0	1	1	0	1	1	4	1	1	3	3	1	1	1	1	0	0	0	3	3	6	4
Modellnr.: 758	4	3	2	1	1	0	0	0	0	1	2	2	5	2	4	4	2	1	0	0	0	0	0	1	1	4	4	
	2	3	1	1	1	1	0	1	0	1	2	1	4	3	3	4	1	1	0	0	0	0	1	1	1	3	2	
	2	2	3	3	0	1	0	1	0	1	2	2	4	1	4	3	1	1	0	0	1	0	0	1	1	1	2	3
Modellnr.: 759	2	4	3	3	2	1	1	1	1	2	2	2	4	3	3	4	1	1	1	1	1	0	1	2	1	1	4	3
	2	4	3	3	1	1	1	1	0	1	2	2	4	2	2	4	1	1	1	0	0	0	1	1	1	1	4	2
	2	4	3	3	1	1	1	1	0	2	3	3	5	2	2	3	1	1	1	0	0	0	1	1	1	1	4	3
Modellnr.: 765	4	2	0	2	2	1	1	1	1	2	2	3	3	3	2	3	3	2	2	0	0	1	1	2	0	2	4	
	3	2	2	3	1	0	1	0	1	1	0	1	3	3	2	4	2	1	0	0	0	0	1	2	3	3		
	3	3	0	0	1	0	0	0	0	2	1	3	1	1	3	1	1	0	0	0	0	0	0	1	1	2	2	

Tabelle 4: vergleichende Ergebnisse zwischen der Anzahl der statischen Kontaktpunkte im virtuellen Artikulator, im mechanischen Artikulator und im Probandenmund pro Zahn.

Es wurde auf Anzahl und korrekte Verteilung geachtet, wobei in Tabelle 4 bedingt nur auf die Anzahl eingegangen werden kann, da es eine quantitative, tabellarische Zusammenfassung der Kontaktpunktanzahl ist und diese keine Auskunft über die Verteilung der Kontaktpunkte auf der Zahnmorphologie geben kann. Nach dichotomischem Vergleich, d.h. ist dieselbe Anzahl pro Zahn vorhanden, ja oder nein bzw. sind die Kontaktpunkte pro Zahn an derselben Stelle zu finden, ja oder nein, wurde die Übereinstimmung in Prozent angegeben. Die Situation im Mund diente immer als Referenz zur Untersuchung der Übertragungsgenauigkeit der Artikulatorensysteme, welche in Prozent angegeben wurde. So zeigte sich, dass im mechanischen Artikulator 45% der Kontaktpunkte korrekt wiedergegeben wurden mit einer Standardabweichung von 13,7%. Die Werte streuen zwischen 32 und 68%.

An 20 Modellen wurde der Vergleich zwischen dem virtuellen Artikulator und der Situation im Probandenmund bezüglich korrekter Wiedergabe statischer Kontaktpunkte nach dem oben genannten Schema untersucht und lieferte eine 62%ige Übereinstimmung mit einer Standardabweichung von 17% und einem Streubereich zwischen 25% und 93%.

5.1.2 Lage und Anzahl statischer Kontaktpunkte

Die Ergebnisse der Lage und Anzahl der statischen Kontaktpunkte von 274 untersuchten Modellen sind auf Grund der Größe der Studiengruppe besonders aussagekräftig. Erkennbare Tendenzen und ihre Interpretationen lassen in gewissem Rahmen ein Leitkonzept der Natur aufstellen.

274 Modelle hatten insgesamt 6691 Kontaktpunktepaare, dies ergibt eine durchschnittliche Anzahl von 24,4 Kontaktpunkten pro Kiefer (Frontzahn- und Seitenzahnkontakte). Im Durchschnitt sind das 9,7 Kontaktpunkte pro Quadrant und 5 Kontaktpunkte in der Front.

Die Diagramme 1 und 2 geben einen detaillierten Überblick:

5 Ergebnisse

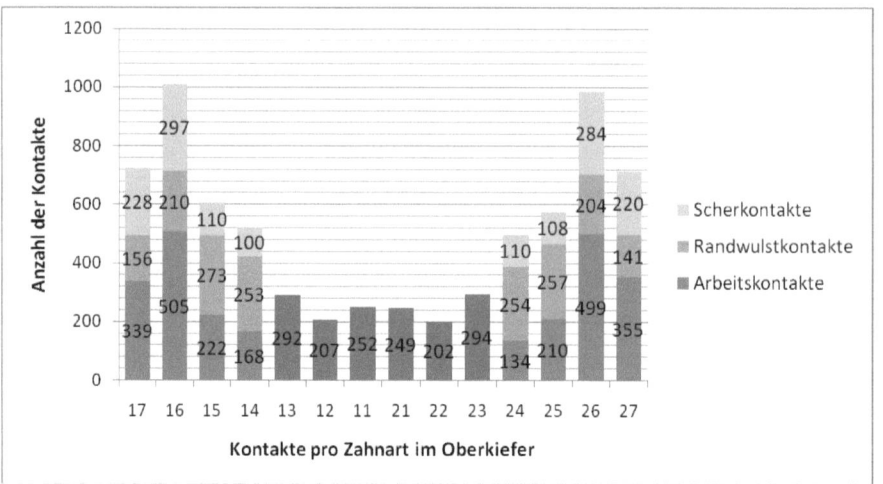

Diagramm 1: Darstellung der Kontaktpunkteanzahl und –verteilung pro Zahn im Oberkiefer.

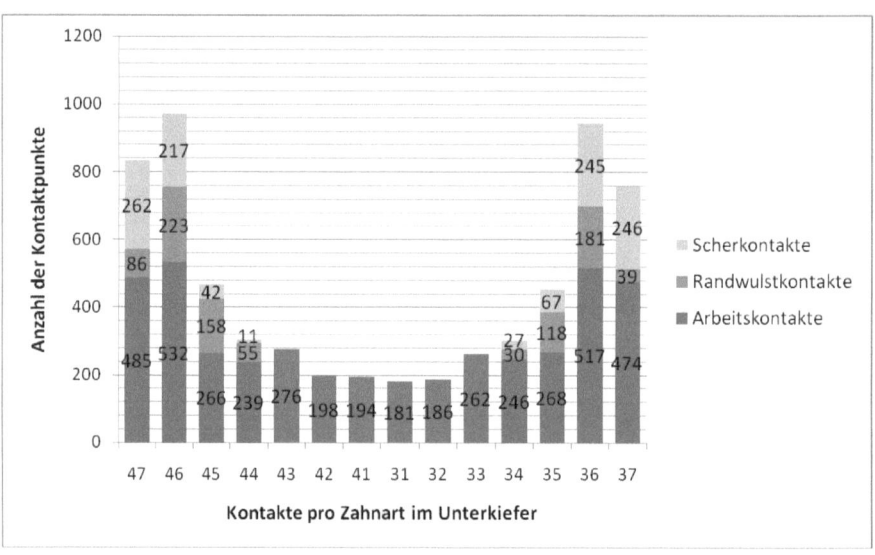

Diagramm 2: Darstellung der Kontaktpunkteanzahl und –verteilung pro Zahn im Unterkiefer.

5 Ergebnisse

Es ist deutlich zu erkennen, dass sich die Kontaktpunkte sowohl im Oberkiefer als auch im Unterkiefer am 1. Molaren verdichten und sich am 2. Molaren in der Okklusion wieder reduzieren.

Desweiteren lässt sich im Oberkiefer eine interessante Tendenz erkennen: Bei den Molaren nehmen die Arbeitskontakte in der Einteilung Arbeits-, Randwulst- und Scherkontakte mit 49% die deutlich stärkste Gruppe ein. Dies ändert sich jedoch deutlich, wenn man sich die Verteilung in der Gruppe der Prämolaren näher anschaut. Hier sind die Randwulstkontakte mit 47% die am stärksten vorkommenden Kontaktpunkte.

Im Unterkiefer ist der signifikant stärkste Anteil der Arbeitskontakte von 60% aller Kontakte im Seitenzahngebiet hervorzuheben. Eine Zunahme der Randwulstkontakte im Prämolarenbereich ist nicht zu beobachten.

Wenn man die Zähne pro Zahntyp einteilt, ergibt dies im Durchschnitt 3,15 Kontaktpunkte pro Molar, 1,65 Kontaktpunkte pro Prämolar und 0,84 Kontaktpunkte pro Frontzahn.

Die Diagramme 3 und 4 zeigen die genauere durchschnittliche Verteilung pro Zahn mit der jeweiligen Standardabweichung.

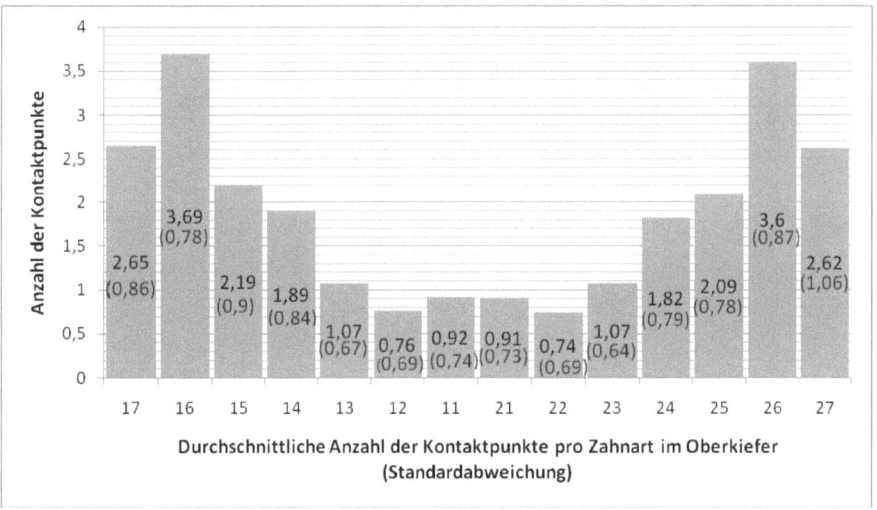

Diagramm 3: Durchschnittliche Anzahl der Kontaktpunkte pro Zahn im Oberkiefer mit zugehöriger Standardabweichung.

5 Ergebnisse

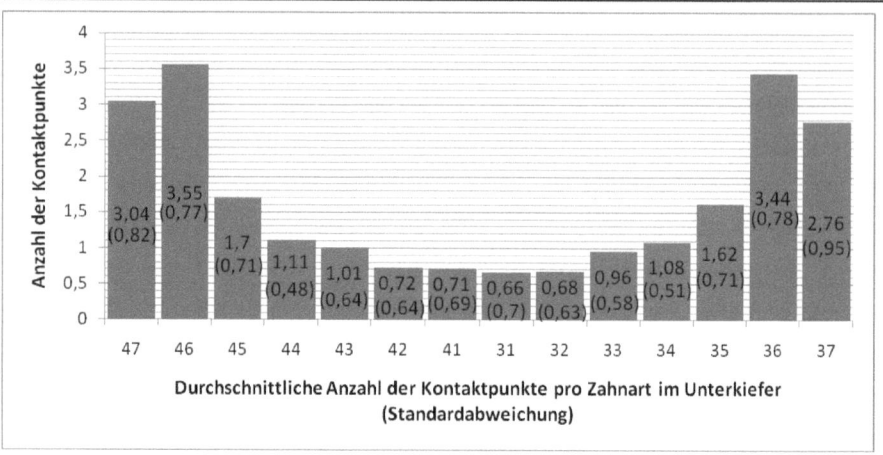

Diagramm 4: Durchschnittliche Anzahl der Kontaktpunkte pro Zahn im Unterkiefer mit zugehöriger Standardabweichung.

Auch im Diagramm 3 und 4 ist deutlich zu erkennen, dass die Kontaktpunkte sich an den 1. Molaren verdichten und an den 2. Molaren wieder mehr auflösen.

5.1.3 Lage und Anzahl dynamischer Kontaktbahnen

Tabelle 5 zeigt die Daten der Studiengruppe der dynamischen Okklusion des virtuellen bzw. mechanischen Artikulators und der Situation im Probandenmund. Die erste Zeile pro Modellnummer repräsentiert wieder die Ergebnisse des virtuellen Artikulators, die zweite Zeile die des mechanischen Artikulators und die dritte Zeile pro Modellnummer die Ergebnisse aus den Situationen am Probanden.

5 Ergebnisse

Zahnnummer	17	16	15	14	13	12	11	21	22	23	24	25	26	27	37	36	35	34	33	32	31	41	42	43	44	45	46	47
Modellnr.: 253	2	1	0	0	3	2	2	2	2	3	1	0	1	2	2	1	1	2	2	2	2	2	2	3	1	0	0	1
	0	0	0	0	1	0	0	0	0	2	0	0	0	0	0	0	0	1	0	0	0	0	1	0	0	0	0	0
	0	0	0	1	3	1	2	2	1	3	1	0	0	1	1	0	1	1	3	1	2	2	1	3	1	0	1	1
Modellnr.: 755	1	2	0	0	2	1	3	3	2	2	0	0	1	0	2	0	0	3	3	3	3	3	3	0	0	1	1	
	0	2	1	1	2	1	0	0	0	1	1	0	0	0	0	0	1	1	0	0	0	0	0	1	1	1	0	
	0	0	0	0	2	1	1	3	2	1	0	0	0	1	1	0	0	0	1	1	3	2	2	2	0	0	0	0
Modellnr.: 758	1	2	0	1	1	3	3	3	3	1	1	0	2	1	2	2	1	1	3	3	3	3	2	1	1	1	2	
	0	0	0	0	1	1	0	0	1	2	0	0	0	0	0	0	0	1	0	0	1	0	1	0	0	0	0	
	0	1	1	1	1	1	2	3	3	2	1	0	1	0	0	1	0	1	2	2	3	3	2	1	1	0	1	1
Modellnr.: 759	0	1	1	1	1	2	3	3	1	1	0	0	1	0	0	0	0	1	2	3	3	3	1	1	1	0	1	
	0	1	1	1	2	2	0	0	1	1	1	1	0	0	1	0	1	1	0	0	0	1	2	0	1	2	0	0
	1	0	0	1	2	2	3	3	1	1	1	0	1	0	0	1	0	1	1	1	3	2	3	1	0	1	0	1
Modellnr.: 765	0	1	0	1	3	3	3	3	3	2	1	0	1	0	0	1	0	1	1	2	3	3	2	3	1	0	0	1
	2	2	1	1	1	2	2	2	3	2	2	0	2	1	1	0	2	1	1	1	2	2	2	1	1	1	1	1
	1	0	0	0	1	1	2	3	2	0	0	0	1	1	1	1	0	0	1	2	2	2	0	1	0	0	0	2

Tabelle 5: vergleichende Ergebnisse zwischen der Anzahl der dynamischen Kontaktpunkte im virtuellen Artikulator, im mechanischen Artikulator und im Probandenmund pro Zahn.

Wieder wurde eine dichotomische Auswertung vorgenommen, d.h. sind die Kontaktbahnen mit gleicher Anzahl am selben Ort, ja oder nein.

Die durchschnittliche Anzahl aller Bewegungsbahnen pro Kiefer im virtuellen Artikulator beträgt 17 Grenzbewegungsbahnen, 14,6 Grenzbewegungsbahnen im mechanischen Artikulator und 10 Grenzbewegungsbahnen am Probanden, wobei die Okklusionsfläche wieder nach Plasmans et al. eingeteilt wurde und somit ein Zahn mehr als eine Bewegungsbahn aufweisen konnte.

Unterteilt man die durchschnittlichen Grenzbewegungsbahnen zur besseren Übersicht in Front- und Seitenzahnbereich auf, so ergeben sich im virtuellen Artikulator durchschnittlich für den Seitenzahnbereich 4,5 Grenzbewegungsbahnen pro Kiefer, im mechanischen Artikulator 3,6 und 2,25 im Probandenmund. Somit ist eindeutig, dass der Großteil der Grenzbewegungen sowohl im virtuellen Artikulator als auch in der klinischen Situation auf die Front- und Eckzähne fällt. D.h. durchschnittlich befinden sich 12,5 Grenzbewegungsbahnen auf den Frontzähnen im virtuellen Artikulator, 11 im mechanischen Artikulator und 7,75 auf den Frontzähnen im Probandenmund.

5.1.4 Vergleich der Ergebnisse im Probandenmund mit den Ergebnissen im mechanischen und im virtuellen Artikulator bezüglich dynamischer Kontaktpunkte

Weder im mechanischen noch im virtuellen Artikulator wurden die dynamischen Okklusionsbahnen korrekt wiedergegeben. Bei wenigen Modellen stimmten an einzelnen Zähnen die Okklusionsbahnen überein, doch das gesamte Muster war in keinem einzigen Versuch im Artikulator wiederzufinden.

Kein Grenzbewegungsmuster eines Probanden konnte eindeutig zu einem der gnathologisch geforderten Konzepte der bibalancierten, der unilateral balancierten oder der Front-Eckzahnführung zugeordnet werden. Sie zeigten interindividuell sehr unterschiedliche Bewegungsmuster.

Für die fünf ausgewählten Modelle zum direkten Vergleich der klinischen Situation mit dem mechanischen Artikulator wurde eine 34%ige Übereinstimmung an allen einzelnen Zähnen gefunden und eine 36%ige Übereinstimmung, wenn man nur die Seitenzähne miteinander vergleicht.

Betrachtet man nun isoliert die Bewegungsbahnen, welche korrekt übertragen wurden und lässt die Übereinstimmungen, wenn an den Zähnen in beiden Situationen keine Bahnen beschrieben wurden aus den Berechnungen, so ergibt sich eine 18%ige Übereinkunft. Wenn man unter diesem Aspekt nur die Seitenzähne vergleicht, ergibt sich eine Übereinstimmung von nur 7%.

Für die 20 Modelle zum Vergleich zwischen dem virtuellen Artikulator und der Probandensituation ergaben sich folgende Werte:

Insgesamt stimmten 37% der Ergebnisse überein und 47%, wenn man nur die dynamische Okklusion der Seitenzähne miteinander vergleicht.

Zählt man nun nur die Werte zusammen, wenn tatsächlich eine Bewegungsbahn stattgefunden hat, und lässt alle Vergleiche von Übereinstimmungen bewegungsbahnfreier Zähne aus der Rechnung, so erhält man eine Übereinstimmung von 14% aller Zähne und nur 7% im Vergleich der Seitenzähne.

Es soll aber nochmals darauf hingewiesen werden, dass kein komplettes dynamisches Bewegungsbahnenmuster, wie es bei dem Probanden vorlag, exakt und vollständig in den Artikulator übertragen werden konnte und somit auch die oben aufgezeigte Untersuchung einzelner Zähne nur sehr bedingt sinnvoll ist.

5.1.5 Untersuchung der Änderung von dynamischen Okklusionsbahnen mit unterschiedlichen Parametern

Durch die Darstellung der unterschiedlichen Parametereinstellungen mittels Screen-shots in einer PowerPoint-Präsentation konnten diese nach rein visuellen Eindrücken ausgewertet werden. Dies ist also dieselbe Bedingung wie auch der behandelnde Zahnarzt visuell Unterschiede in der klinischen Situation am Patienten ausmachen kann.

Die Ergebnisse sind in Tabelle 6 zusammengefasst.

Zur Erläuterung der Zeichen:

+ bzw. - : deutlich erkennbar mehr oder weniger Grenzbewegungs-
  bahnfläche(n)

(+) bzw. (-): kaum erkennbar mehr oder weniger Grenzbewegungs-
  bahnfläche(n)

((+)) bzw. ((-)): kaum sichtbar mehr oder weniger Grenzbewegungs-
  bahnfläche(n)

(-/+): kaum erkennbar mehr und weniger Grenzbewegungsbahnfläche(n)

5 Ergebnisse

Modellnr.	1	2	3	4	5	6	7	8	9	10
sagittaler Kondylenbahn-neigungswinkel ↑	-	(+/-)	((-))	-	ø	ø	ø	(-)	(-)	(+/-)
sagittaler Kondylenbahn-neigungswinkel ↓	ø	(-)	ø	ø	ø	ø	ø	ø	ø	ø
Bennett-Winkel ↑	ø	ø	ø	ø	ø	ø	ø	ø	ø	ø
Bennett-Winkel ↓	ø	ø	ø	ø	ø	ø	ø	ø	ø	ø
Bonwill-Schenkel ↑	(+)	ø	(+)	(+)	ø	(+)	ø	(+)	ø	ø
Bonwill-Schenkel ↓	-	-/+	ø	ø	(-)	ø	ø	((-))	ø	ø
Bonwill-Basis ↑	-	(-)	-	ø	ø	ø	ø	ø	ø	((-))
Bonwill-Basis ↓	(+)	ø	ø	ø	ø	ø	((+))	ø	ø	ø
Bonwill-Höhe ↑	ø	ø	ø	ø	ø	ø	ø	ø	ø	ø
Bonwill-Höhe ↓	ø	ø	ø	ø	ø	ø	ø	ø	ø	ø
Modellnr.	11	12	13	14	15	16	17	18	19	20
sagittaler Kondylenbahn-neigungswinkel ↑	ø	((+))	(+/-)	ø	(-)	ø	ø	ø	(+)	(-)
sagittaler Kondylenbahn-neigungswinkel ↓	ø	ø	ø	ø	ø	+	ø	ø	(-)	ø
Bennett-Winkel ↑	ø	ø	ø	ø	ø	ø	ø	ø	ø	ø
Bennett-Winkel ↓	ø	ø	ø	ø	ø	ø	ø	ø	ø	ø
Bonwill-Schenkel ↑	ø	ø	ø	ø	ø	ø	ø	ø	ø	ø
Bonwill-Schenkel ↓	ø	ø	ø	ø	ø	ø	ø	ø	ø	ø
Bonwill-Basis ↑	ø	ø	ø	ø	ø	ø	ø	ø	(+)	ø
Bonwill-Basis ↓	ø	ø	ø	ø	ø	ø	(-)	ø	ø	(+)
Bonwill-Höhe ↑	ø	ø	ø	ø	ø	ø	ø	ø	ø	ø
Bonwill-Höhe ↓	ø	ø	ø	ø	ø	ø	ø	ø	ø	ø

Tabelle 6: visuelle Auswertung der dynamischen Kontaktbahnen bei unterschiedlicher Parametereinstellung

Eindeutige Ergebnisse zeigen sich bei den Auswertungen der Veränderungen des Bennett-Winkels und der Bonwill-Höhe. Sowohl bei Zunahme als auch bei Abnahme der Werte sind keine Veränderungen in den Grenzbewegungsbahnen zu erkennen.

Die Zunahme bzw. Abnahme der Werte sowohl bei der Parametereinstellung Bonwill-Schenkel als auch Bonwill-Basis lassen sehr geringe und nur bei genauer Betrachtung Unterschiede erkennen.

Bei Zunahme des Bonwill-Schenkels sind 5 von 20 mit (+) auffällig geworden, die übrigen 15 unauffällig mit Ø. Bei Abnahme des Bonwill-Schenkels sind 4 von 20 mit ((-)), (-), +/- und – auffällig, die übrigen 16 unauffällig mit Ø.

Bei Zunahme der Bonwill-Basis sind 5 von 20 mit ((-)), (-), -, - und (+) auffällig, die übrigen 15 unauffällig mit Ø. Bei Abnahme der Bonwill-Basis sind 4 von 20 mit (-), (+), (+) und ((+)) auffällig, die übrigen 16 unauffällig mit Ø.

Bei Abnahme des sagittalen Kondylenbahnneigungswinkels sind wieder nur sehr geringe Veränderungen zu erkennen. 3 von 20 sind auffällig mit (-), (-) und +, die übrigen 17 unauffällig mit Ø.

Die einzige Parametereinstellung, welche in der Häufigkeit der Veränderungen bei 12 von 20 Fällen auffällig wurde, ist bei Zunahme des sagittalen Kondylenbahnneigungswinkel. Hier ergeben sich folgende Veränderungen: 2fach -, ((-)), 4fach (-), 3fach (+/-), (+), ((+)).

Deutliche Veränderungen sind insgesamt nur bei 6 von 200 Werten aufgetreten, was einen Anteil von 3% ausmacht.

5.2 Ergebnisse der ausgewerteten Daten mit dem Programm 3D BioGeneric-DentVisual

Die folgende Auswertung untersucht die berechneten Parametereinstellungen unter drei verschiedenen Aspekten:

1. Jeder Kontaktpunkt wird hinsichtlich einer Zunahme an Pixel bezüglich der reference_area einzeln betrachtet, wobei die Gesamtfläche der Kontaktpunkte des jeweiligen Modells unberücksichtigt bleibt.

5 Ergebnisse

2. Jeder Kontaktpunkt wird hinsichtlich einer Abnahme an Pixel bezüglich der reference_area einzeln betrachtet, wobei die Gesamtfläche der Kontaktpunkte des jeweiligen Modells unberücksichtigt bleibt.
3. Die Gesamtfläche aller Kontaktpunkte wird auf eine Veränderung der Pixelanzahl bezüglich der reference_area aller Kontaktpunkte dieses Modells untersucht.

Zur detaillierten Übersicht zeigen die Tabellen 7 und 8 die jeweiligen Auswertungen pro Modellnummer und der Anteil der durchschnittlichen Abweichungsfläche plus der Standardabweichung an der Referenzfläche bei Zunahme von Kontaktflächen.

DU																				
1	2	3	4	5	6	7	8	9	10	11	12	13	14	15	16	17	18	19	20	Modellnummern
469	222	236	335	381	268	307	524	391	509	336	273	255	471	389	138	300	348	299	586	mean_area
279	103	134	224	217	154	169	336	208	250	233	145	160	365	281	127	240	182	152	279	stddev_area
4101	2868	2890	2843	3055	2899	2325	2874	2864	3763	2389	2805	2273	2799	3043	1622	2963	2904	2930	3644	area_reference
0,182	0,113	0,128	0,197	0,196	0,146	0,205	0,299	0,209	0,202	0,238	0,149	0,183	0,299	0,22	0,163	0,182	0,183	0,154	0,237	(mean_area+stddev_area)/area_reference
18	11	13	20	20	15	20	30	21	20	24	15	18	30	22	16	18	18	15	24	in %

Tabelle 7: Prozentuale Darstellung der Zunahme von Kontaktbahnflächen des DU-Files bezogen auf die reference_area.

DL																				
1	2	3	4	5	6	7	8	9	10	11	12	13	14	15	16	17	18	19	20	Modellnummern
507	235	183	246	307	240	280	487	450	487	263	365	331	463	350	138	233	389	236	546	mean_area
278	109	131	204	184	170	158	258	238	243	212	264	211	365	197	137	207	188	140	331	stddev_area
3426	2762	2223	2811	2651	2495	2431	3384	2992	3654	1848	3083	2308	2652	2680	1387	1913	2623	2559	2776	area_reference
0,229	0,125	0,141	0,16	0,185	0,164	0,18	0,22	0,23	0,2	0,257	0,204	0,235	0,312	0,204	0,198	0,23	0,22	0,147	0,316	(mean_area+stddev_area)/area_reference
23	12	14	16	19	16	18	22	23	20	26	20	23	31	20	20	23	22	15	32	in %

Tabelle 8: Prozentuale Darstellung der Zunahme von Kontaktbahnflächen des DL-Files bezogen auf die reference_area.

5 Ergebnisse

Die prozentuale Zunahme variiert bei allen Modellen zwischen 11% und 32%. Dies ergibt einen Mittelwert von 20% mit einer Standardabweichung von 4,95.

Zur detaillierten Übersicht zeigen die Tabellen 9 und 10 die jeweiligen Auswertungen pro Modellnummer und der Anteil der durchschnittlichen Abweichungsfläche plus der Standardabweichung an der Referenzfläche bei Abnahme der Kontaktflächen.

DU																				
1	2	3	4	5	6	7	8	9	10	11	12	13	14	15	16	17	18	19	20	Modellnummer
997	295	557	396	383	371	578	506	505	825	442	421	421	478	641	201	614	715	475	466	mean_area
728	268	445	199	220	327	428	290	360	705	262	290	317	389	420	151	462	526	430	312	stddev_area
4101	2868	2890	2843	3055	2899	2325	2874	2864	3763	2389	2805	2273	2799	3043	1622	2963	2904	2930	3664	area_reference
0,421	0,196	0,347	0,209	0,197	0,241	0,433	0,277	0,302	0,407	0,295	0,253	0,325	0,31	0,349	0,217	0,363	0,427	0,309	0,212	(mean_area+stddev_area)/area_reference
42	20	35	21	20	24	43	28	30	41	30	25	33	31	35	22	36	43	31	21	in %

Tabelle 9: Prozentuale Darstellung der Abnahme von Kontaktbahnflächen des DU-Files bezogen auf die reference_area.

DL																				
1	2	3	4	5	6	7	8	9	10	11	12	13	14	15	16	17	18	19	20	Modellnummer
884	405	435	413	366	348	677	771	649	841	339	619	454	592	497	262	431	670	459	369	mean_area
543	318	355	215	218	307	438	414	396	625	222	401	307	374	317	175	307	427	415	161	stddev_area
3426	2762	2223	2811	2651	2495	2431	3384	2992	3654	1848	3083	2308	2652	2680	1387	1913	2623	2559	2776	area_reference
0,417	0,262	0,355	0,223	0,22	0,263	0,459	0,35	0,349	0,401	0,304	0,331	0,33	0,364	0,304	0,315	0,386	0,418	0,342	0,191	(mean_area+stddev_area)/area_reference
42	26	36	22	22	26	46	35	35	40	30	33	33	36	30	32	39	42	34	19	in %

Tabelle 10: Prozentuale Darstellung der Abnahme von Kontaktbahnflächen des DL Files bezogen auf die reference_area.

5 Ergebnisse

Die prozentuale Abnahme variiert bei allen Modellen zwischen 21 und 46%. Dies ergibt wieder einen Mittelwert von 32% mit einer Standardabweichung von 7,48.

Zur detaillierten Übersicht zeigen die Tabellen 11 und 12 die jeweiligen Auswertungen pro Modellnummer und der Anteil der durchschnittlichen Abweichungsfläche plus der Standardabweichung an der Referenzfläche für das gesamte Kontaktflächenmuster.

DU																				
1	2	3	4	5	6	7	8	9	10	11	12	13	14	15	16	17	18	19	20	Modellnummer
1466	517	794	731	765	640	886	1031	896	1335	778	694	677	949	1030	339	914	1064	774	1053	mean_area
768	340	495	278	323	409	541	501	523	838	405	374	327	639	456	191	464	521	494	462	stddev_area
4101	2868	2890	2843	3055	2899	2325	2874	2864	3763	2389	2805	2273	2799	3043	1622	2963	2904	2930	3644	area_reference
0,545	0,299	0,446	0,355	0,356	0,362	0,614	0,533	0,495	0,577	0,495	0,381	0,442	0,567	0,488	0,327	0,465	0,546	0,433	0,416	(mean_area+stddev_area)/area_reference
55	30	45	36	36	36	61	53	50	58	50	38	44	57	49	33	47	55	43	42	in %

Tabelle 11: Prozentuale Veränderung der Kontaktflächenmuster des DU-Files bezogen auf die reference_area.

DL																				
1	2	3	4	5	6	7	8	9	10	11	12	13	14	15	16	17	18	19	20	Modellnummer
1392	641	618	659	673	588	958	1258	1100	1328	603	984	786	1056	847	401	664	1059	695	915	mean_area
650	371	405	310	291	406	537	541	567	782	282	572	374	604	397	198	348	518	482	425	stddev_area
3426	2762	2223	2811	2651	2495	2431	3384	2992	3654	1848	3083	2308	2652	2680	1387	1913	2623	2559	2776	area_reference
0,596	0,366	0,46	0,345	0,364	0,398	0,615	0,532	0,557	0,577	0,479	0,505	0,503	0,626	0,464	0,432	0,529	0,601	0,46	0,483	(mean_area+stddev_area)/area_reference
60	37	46	35	36	40	62	53	56	58	48	51	50	63	46	43	53	60	46	48	in %

Tabelle 12: Prozentuale Veränderung der Kontaktflächenmuster des DL-Files bezogen auf die reference_area.

5 Ergebnisse

Die prozentuale Zunahme aller Modellnummern variiert zwischen 30 und 63%. Dies ergibt einen Mittelwert von 48% mit einer Standardabweichung von 8,83%.

Es ist jedoch zu beachten, dass ca. 83% aller Abweichungen kleiner als mean_area+stddev_area sind. So sind diese Abweichungen in den meisten Fällen deutlich geringer als die Reference-File Kontaktfläche und somit vernachlässigbar im Vergleich zur Kiefergesamtoberfläche.

Der prozentuale Abweichungswert von ca. 48% der mittelwertigen area_reference aller 20 Modellen in Bezug zu 60.000 Pixel der Gesamtoberfläche ergab für die DU-Files einen Wert von 0,0226, d.h. eine mittelwertige Abweichung von 2,26%.

Für die DL-Files ergab sich respektive eine mittelwertige Abweichung von 0,0211, d.h. 2,11%.

Hiermit ist nochmal deutlich dargestellt, dass bei mittelwertigen Abweichungen von ca. 2% zum Referenzbereich, welcher bei mittelwertigen Parametereinstellungen festgelegt wurde, die ausgeführten Parameterveränderungen zu vernachlässigen sind.

Es gab jedoch vereinzelte Konstellationen, bei denen größere Abweichungen auftraten. Als größere Abweichung wurde eine Veränderung gewertet, wenn sie die mean_area plus die 1,5-fache bzw. 2-fache Standardabweichung überschritten hat.

Auffallend war, dass vor allem ausgeprägt kurze Bonwill-Schenkel (=90) und sehr flache sagittale Kondylenbahnneigungswinkel (=10) zu größeren Veränderungen der Kontaktflächen führten. Die signifikanten Abweichungen traten bei allen drei Auswertungen bei denselben Parametereinstellungen auf.

6 Diskussion

6.1 Diskussion von Material und Methode

6.1.1 Datenerhebung am Probanden

Bei den ausgewählten Probanden handelt es sich um sowohl männliche als auch weibliche Personen zwischen 19 und 40 Jahren. Es wurde außer Acht gelassen, ob eine zuvor kieferorthopädische Behandlung stattgefunden hat. *Risse et al.* zeigte, dass es keinen signifikanten Unterschied in der Anzahl und Verteilung der Kontaktpunkte zwischen einer Versuchsgruppe mit und ohne kieferorthopädischer Behandlung gibt (Riise, et al., 1982). So sollte auch diese Studie nicht einzelne Gruppen untersuchen und andere vernachlässigen, sondern einen Überblick über die Okklusionsverhältnisse der Bevölkerung geben, wie sie individuell anzutreffen sind.

Um die interindividuelle Fehlerquelle unterschiedlicher Behandler zu minimieren, wurden die 20 ausgesuchten Probanden zur näheren Untersuchung der statischen und dynamischen Okklusion von nur einer Behandlerin durchgeführt.

Hier wurde ein besonderes Augenmerk auf die Position des Probanden, den Schließdruck und die Trocknung bzw. Trockenhaltung der Zähne während der Kontaktpunktmarkierung gelegt.

Die Positionierung der Patienten kann erheblichen Einfluss auf die Kontaktpunktsituation nehmen. So wurden die Patienten immer aufgefordert, eine halbaufrechte, schulterunterstützte und entspannte Lage ohne Verschränkung der Arme und Beine einzunehmen und sowohl mental als auch körperlich „alles fallen" zu lassen. Bei Nichtbeachtung dieser Faktoren kann es durch Fehlstellungen bzw. Muskelverspannungen zu einer Fehlpositionierung des Unterkiefers kommen, welche die Okklusion erheblich beeinflusst (Ogawa, et al., 2000).

Zudem sollte die Einnahme der habituellen Interkuspidation möglichst unter gleichmäßigem, leichtem und unter den Probanden ähnlich dosierbarem Druck erfolgen, da sonst auch hierdurch wieder die Ergebnisse verändert werden könnten (Gurdsapsri, et al., 2000) (Ferrario, et al., 2002) (Reiber, et al., 1994) (Kumagai, et al., 1999).

Gurdsapsri stellte fest, dass die Anzahl und Größe der Kontaktflächen mit der Kaukraft korreliert. So wurden die Probanden angewiesen, leichte „Auf-, Zu-Bewegungen" („Klapper-Bewegungen") mit leichter Berührung auszuführen, da hier am ehesten der Reflexmechanismus ausgelöst und gleichmäßig viel Kraft angewandt wird.

Dennoch sind die Bedingungen zwischen den Probanden nicht exakt zu wiederholen und müssen als potenzielle Fehlerquelle mitberücksichtigt werden. Dies sind jedoch dieselben Bedingungen, wie sie in der täglichen Praxis bestehen und präsentieren auch hiermit einen Durchschnitt.

6.1.2 Modelle und Einartikulation

Die verwendeten Modelle wurden auf konventionelle Weise im zahntechnischen Labor hergestellt, wobei alle Zeiten und alle Mischverhältnisse genau beachtet wurden, um die materialbedingten Dimensionsveränderungen so minimal wie möglich zu halten. Dennoch sind diese nicht auszuschließen. Nach DIN 13913 werden lineare Dimensionsveränderungen für elastomere Abformwerkstoffe im Bereich von 0-0,4% toleriert. Gemessene Dimensionsveränderungen aus der Literatur betragen zwischen 0,05% und 0,3% lin. (Peroz, et al., 1998). Diese Dimensionsveränderungen sollten keinen signifikanten Einfluss auf die Lage und Anzahl der Kontaktpunkte nehmen.

Zum direkten Vergleich des mechanischen und des virtuellen Artikulators mit der Probandensituation wurden fünf Modelle ausgewählt, welche „kipp- und drehfrei" gegeneinander zu positionieren waren. Wie in der Literatur anerkannt ist, stellt die manuelle Technik die einzige Möglichkeit dar, Modelle möglichst exakt in den Artikulator zu positionieren (Utz, et al., 2007) (Reiber, et al., 1993). Dennoch ist dies auch unter präzisen Umständen nicht vollkommen ideal zu realisieren, da auch anatomische Gegebenheiten, wie die Eigenbeweglichkeit und Deformation des Unterkiefers, nicht auszuschließen sind (Schindler, et al., 2008) (Schmid-Schwap, et al., 1999). Daher sollte man immer beim Arbeiten mit dem Artikulator in Betracht ziehen, dass diese Situation niemals die Situation „in vivo" wiedergeben kann. Dies erscheint nur zu logisch, vergleicht man starre Metallkonstruktionen mit der Varietät der Strukturen und Texturen des menschlichen Gewebes.

6.1.3 Das Scansystem und die Datenerhebung am virtuellen Artikulator

Der Scanvorgang liegt mit 1.000.000 gescannten Punkten pro Modell bei einer Auflösung von ca. 0,1 mm und ist somit ausreichend für die Vermessung von Modellen zur Untersuchung der Okklusion. Das Matching- bzw. Kalibrierungs-Programm zur Überlagerung der einzeln eingescannten Modelle mit den Modellen in Okklusion, war in seiner Genauigkeit einfach zu überprüfen. Von einer hohen Übereinstimmung konnte ausgegangen werden, wenn das kalibrierte Modell leicht gesprenkelte Felder bzw. überwiegend helle Felder aufzeigte. War das kalibrierte Modell jedoch von wenig gesprenkelten oder einheitlich dunklen Feldern überzogen, konnte von einer niedrigen Übereinstimmung der zwei überlagerten Modelle ausgegangen werden. Dies wurde dann verbessert, indem man nochmals einen Schritt zurückging und die Starposition mittels der 3-Punktepositionierung erneut festlegte.

Als nachteilig wurde die relativ lange Scandauer für einen kompletten Datensatz pro Probandenmodell angesehen. So muss für das Einscannen des Ober- und des Unterkiefers sowie der beiden in Okklusion gesetzten Modelle bis zum fertigen Datensatz ca. 15 min eingerechnet werden. Vergleicht man diesen Zeitaufwand jedoch mit der benötigten Zeit zur herkömmlichen Einartikulation im mechanischen Artikulator, ist hier andererseits auch kein deutlicher Nachteil zu sehen.

Zudem wird die Entwicklung in Richtung abdruckloser Praxis immer realistischer. Seit der Einführung intraoraler Kameras, v.a. der neuesten Generation mittels LED-Licht, Auslösung bei scharfer Einstellung und Überlagerung einzeln aufgenommener Bilder (Bluecam® der Firma Sirona), ist es mittlerweile schon möglich, zumindest eine komplette Quadranten-Ansicht zu generieren. Die Ansicht ganzer Kiefer würde die Herstellung herkömmlicher Modelle mittels Abdruck und Scan-Vorgang überflüssig werden lassen.

DeLong et al. verglich Kontaktpunktvermessungen, welche mittels virtuellem Registrat, virtuell zusammengefügter Zahnbögen oder der Transilluminationstechnik erhoben wurden, mit Kontaktpunktemustern, die mit dem „Goldstandard" der Shimstock-Folie erfasst wurden. Er konnte zeigen, dass diese virtuellen Techniken nicht nur äquivalente Ergebnisse lieferten, sondern dem Shimstockfolien-Registrat auch noch überlegen waren (DeLong, et al., 2007). Somit ist auf Grund der wissenschaftlichen Datenlage die Verarbeitung von Patientendaten mittels computergestützter Zahnheilkunde schon Realität, z. Bsp. CAD/CAM, und wird zukünftig die Bereiche der Artikulation und Okklusion mit einbeziehen.

Wie bereits beschrieben, wurde für die Darstellung der Kontaktpunkte ein Bereich von 40-60 µm gewählt. In der Literatur ist in den meisten Fällen die Indikatordicke nicht aufgeführt. In den wenigen beschriebenen Angaben findet man einen Bereich von 20 µm bis 350 µm. Durch die Indikatordicke bzw. durch den im virtuellen Artikulator angegebenen Kontaktbereich kann die durchschnittliche Kontaktpunkteanzahl beeinflusst werden. Daher wurde bei dieser Auswertung keine einheitliche Größe festgelegt, sondern ein Bereich eingegrenzt, in welchem keine Kontaktpunkte verloren gingen aber auch keine einzelnen Kontaktpunkte außer Acht gelassen wurden. Meist ergab die höhere Einstellung, d.h. über 60 µm, keine gesteigerte Anzahl an Kontaktpunkten, sondern nur deren flächigere Ausbreitung und die Verschmelzung der Kontaktpunkte untereinander. Den Unterschied zwischen der hier verwendeten Indikatordicke von 12 µm am Probanden bzw. beim Arbeiten mit dem mechanischen Artikulator und dem Kontaktpunktebereich von 40 bis 60 µm im virtuellen Artikulator (Hinweis: Steigerungen finden sich in der Literatur bis zu 350 µm mit der Methode der Transillumination (DeLong, et al., 2007)) ist uns damit zu erklären, dass im virtuellen Artikulator eine Krafteinwirkung durch die Muskulatur, wie sie am Probanden stattfindet, bzw. eine Krafteinwirkung durch das Gewicht des Oberteiles des mechanischen Artikulators fehlt. Im Scan-Vorgang des 3Shape Scanners wurden die Kiefermodelle zur

Kontaktpunktsituation drucklos aufeinandergelegt. Somit bedarf es einer Steigerung der virtuellen Indikatordicken von 40-60 µm zur Darstellung der Kontaktpunktemuster, damit ähnliche Bedingungen zwischen den angewandten Systemen hergestellt werden. Zudem wird die Okklusionsfolien-Schichtstärke im virtuellen Artikulator simuliert, während die 2 Kiefermodelle geschlossen aufeinanderliegen anstatt die Okklusionsfolie herkömmlich zwischen die 2 Kiefermodelle zu legen. Auch hierdurch ist die Differenz zwischen den „Indikatordicken" zu erklären.

6.1.4 Visuelle Beurteilung

Die visuelle Beurteilung wurde hier als sachgerechtes Verfahren gewählt, da es in der Zahnheilkunde kein objektives Verfahren zur mathematischen oder statistischen Beurteilung von statischen und dynamischen Kontaktpunktmustern gibt, was aus dem Überblick der in der Literaturübersicht vielzählig vorgestellten Studien zur Erhebung von Okklusionskonzepten ersichtlich wurde. Daher erscheint hier keine andere Bewertungsmethode als sinnvoll.

Zur Objektivierung dieser visuellen Beurteilung wurde hier die Einteilung der Okklusionsfläche eines Zahnes nach Plasmans et al. gewählt. Somit waren klare Vorgaben festgelegt. Diese Einteilung ist auch von weiteren Studien zur Untersuchung der Kontaktpunktesituation verwendet worden (DeLong, et al., 2002; 2007) und stellte ein geeignetes Verfahren zur einheitlichen Auswertung dar.

Die Auswertung fand im Vollbild-Modus des virtuellen Artikulators statt. Dies bewirkte eine doppelte Vergrößerung des originalen Modells und führte somit zu einer detailgenaueren und demnach kritischeren Betrachtung der statischen und dynamischen Kontaktpunktemuster und deren eventuellen Veränderungen. Diese kleinsten Veränderungen, welche durch die vergrößerte Ansicht erst in die Auswertung aufgenommen wurden, wären wohl im klinischen Alltag nicht erkannt worden.

6.1.5 Beurteilung der Auswertung der Daten mit dem Programm 3D BioGeneric-DentVisual

Die Auswertung der errechneten Datensätze für die jeweiligen Parametereinstellungen pro Kiefermodell mittels des virtuellen Artikulators erfolgte mit der Software 3D BioGeneric-DentVisual, basierend auf dem Betriebssystem Microsoft Windows. Die Bedienung dieses Programms war insgesamt in ihrer Anwendung einfach und ebenfalls zügig in der weiteren Berechnung der Datensätze. Für jedes Verzeichnis wurden 243 Files berechnet und somit lagen 242 Vergleiche bzw. Abweichungsflächen zur Referenzfläche vor.

In der 3D BioGeneric-Dent Visual Software wird die Kaufläche inklusive Frontzähne in 50.000 bis 60.000 Pixel eingeteilt. Dies führt dazu, dass kleinste Veränderungen der dynamischen Kontaktbahnen sehr präzise erfasst werden. Diese Präzision kann jedoch auch täuschend wirken, da es auf Grund der Genauigkeit zu einer vermehrten Erfassung von minimalen Veränderungen kommt, die sich jedoch in einer Dimension befinden, welche für den klinischen Bezug unbedeutend ist. So muss hier nicht nur die quantitative Veränderung der dynamischen Kontaktflächen beachtet werden, sondern auch ihr qualitativer Charakter.

6.2 Diskussion der Ergebnisse

6.2.1 Beurteilung der statischen Kontaktpunktemuster

Mit der durchschnittlichen Kontaktpunkteanzahl von 24,4 Kontaktpunkten pro Kiefer, d. h. durchschnittlich 9,7 Kontaktpunkte pro Quadrant und 5 Kontaktpunkte in der Front, reiht sich diese Untersuchung in die zuvor in der Literaturübersicht (Tab. 1-3) zusammengefassten Untersuchungen ein. Die Varianz der Ergebnisse ist einerseits mit den unterschiedlichen Indikatoren bzw. deren Dicke und andererseits auch mit den unterschiedlichen Bedingungen hinsichtlich Berührungsdruck, Probandenpositionierung, Materialverarbeitungen, etc. zu erklären. Wichtig für die Erkenntnis aus den Ergebnissen und zum Verständnis der statischen Okklusion ist jedoch, dass die Anzahl der im natürlichen Gebiss vorkommenden Kontaktpunkte die bekannten gnathologischen Konzepte nicht erfüllt. Mit durchschnittlich 9,7 Kontaktpunkten pro Seitenzahnquadrant und 5 pro Front ist ein Gebiss natürlich versorgt in der statischen Okklusion.

Die Existenz des Kauzentrums an den 1. Molaren, welches immer wieder in der Literatur beschrieben wird, konnte bestätigt werden mit der höchsten durchschnittlichen Kontaktpunkteanzahl pro Zahn von 3,44 Kontaktpunkten im Unterkiefer bis 3,69 Kontaktpunkten im Oberkiefer. Die durchschnittliche Kontaktpunkteanzahl an allen vier 2. Molaren reduziert sich auf 2,62 Kontaktpunkte im Oberkiefer und 2,76 Kontaktpunkte im Unterkiefer. Somit unterstützen die Daten die Theorie des Kauzentrums an den 1. Molaren und des Weitertransportes des Speisebolus Richtung Schlund durch die Öffnung der Okklusion an den 2. Molaren. Die Freiheit in der Okklusion und dessen Funktion wurde zuvor schon von einigen Autoren beschrieben (Wiskott, et al., 1995) (End, 2005) und findet auch mit dieser Studie wissenschaftlichen Rückhalt.
Es konnten keine Muster oder Gruppierungen der Kontaktpunkteverteilung zwischen den Probanden herausgearbeitet werden. Durch die hohe Anzahl an Studienteilnehmern konnten jedoch klare Tendenzen der statischen

Kontaktpunkteverteilung festgelegt werden. Die Freiheit in der Okklusion lässt sich auch bei Betrachtung dieser Charakteristika erkennen.

Besonders interessant, und in dieser Weise auch noch nicht in der Literatur beschrieben, ist die signifikante Zunahme der Randwulstkontakte an den oberen Prämolaren. Nehmen die Arbeitskontakte mit 49% die häufigste Position auf den Molaren ein, so ändert sich dies auf den Prämolaren. Hier übernehmen die Randwulstkontakte mit 47% die häufigste Kontaktpunkteposition. Die Erklärung für diese Erkenntnis kann nur rein hypothetisch aufgestellt werden. Die lingualen Höcker (Scherhöcker) der unteren Prämolaren sollen möglichst frei in der Okklusion stehen, d.h. sie wurden ohne Kontakte in der Zahnreihe von der Natur aufgestellt, um den Speisebolus Richtung Kauzentrum am 1. Molaren zu führen. Daher sind die lingualen Höcker der unteren Prämolaren auch anatomisch deutlich kleiner ausgeprägt. So kann man nach Beurteilung der Kontaktpunkteverteilung die Prämolaren als Ein- und die 2. Molaren als Ausleitung aus dem Kauschlauch begreifen.

Des Weiteren ist sowohl im Ober- als auch im Unterkiefer der proportional größte Anteil der Arbeitskontakte deutlich zu erkennen. Mit 49% im Oberkiefer und 60% im Unterkiefer sind diese Angaben noch unterhalb einiger in der Literatur angegebener Daten (79% bei McDevitt, et al., 1997) (Hochmann, et al., 1987). Die herausragende Anzahl der Arbeitskontakte ist zwar in der Literatur beschrieben, jedoch fehlt die Diskussion über die Sinnhaftigkeit der Lokalisation. Betrachtet man die Zähne mit ihrer Okklusion nicht in einem freien Raum, sondern als Teil des stomatognathen Systems, erkennt man, dass die Arbeitshöcker des Unterkiefers (innerer Abhang der bukkalen Höcker) mit den Arbeitshöckern des Oberkiefers (innerer Abhang der palatinalen Höcker) in einer Linie mit der Hauptrichtung der massetero-pterygoidalen Muskelschlinge liegen. Daher ist die vorwiegende Anordnung der Kontakte im Seitenzahngebiet im Zusammenhang mit der Richtung der größten Kraftauswirkung und somit Druckausübung auf die Zahnhartsubstanz zu sehen. Weitere Umstände, welche zur Optimierung der Hauptbelastungslinie beitragen können, sind zum einen die Ausrichtung der Seitenzähne im Sinne der Wilson-Kurve und zum anderen die Tatsache, dass die Linie der

Hauptfissuren der Unterkieferzähne nicht in der Verlängerung des aufsteigenden Unterkieferastes zu ziehen ist, sondern mesial davon zu liegen kommt und somit der Zug der massetero-pterygoidalen Muskelschlinge schräg nach kranial-zentral ansetzen kann.

6.2.2 Beurteilung der dynamischen Okklusion=Grenzbewegungen

Als zusätzliche Erkenntnis dieser Arbeit soll hier erwähnt werden, dass in keinem der Fälle das vollständige Muster der dynamischen Grenzbewegungen, wie es sich am Probanden darstellte, in den Artikulator zu übertragen war – weder in den mechanischen noch in den virtuellen Artikulator. An vereinzelten Zähnen wurden Bahnen in Anzahl und Lage korrekt wiedergegeben, doch diese Information bleibt, unter der Annahme, dass Grenzbewegungen überhaupt einen informativen Gehalt zur Physiologie des stomatognathen Systems beitragen, zudem sinnlos, wenn nicht das gesamte Muster aufgezeichnet wird. Wie könnte man sonst gegebenenfalls zwischen einer Front-Eckzahn-Führung und einer reinen Eckzahnführung unterscheiden, wenn die Kontaktbahnen der Grenzbewegungen auf den Eckzähnen nicht wiedergegeben wurden?

Die Individualität der anatomischen Charakteristika jedes einzelnen Patienten lässt doch keine Übertragung durch eine einheitliche metallische Kugel in einem einheitlich metallischen Hohlraum des mechanischen Artikulators zu. Diese Individualitäten sind z. Bsp. Form des Kondylus, Form des Diskus, Elastizität der Ligamente, Abstände im bilaminären Raum, Deformität des Unterkiefers, Eigenbeweglichkeit der Zähne. Zumal die Bewegung des Schanierachsenpunktes keinesfalls eine lineare, zur Fossa articularis parallele Bewegung ist, und der Schanierachsenpunkt zudem auch nicht fest auf dem Kondylus zu definieren ist, sondern während der Unterkieferbewegung ständigen Ortswechseln unterfällt und sich sogar zeitweise überhaupt nicht mehr auf dem Kondylus, sondern im Raum aufhält (Palla, et al., 2003) (Gallo, et al., 2008) (Woda, et al., 2001).

6.2.3 Beurteilung der vergleichenden Ergebnisse im mechanischen bzw. virtuellen Artikulator mit der Situation im Probandenmund bezüglich dynamischer und statischer Kontaktpunkte.

Somit zeigt auch die Diskrepanz zwischen dem Durchschnittswert von 10 dynamischen Grenzbewegungsbahnen am Probanden, 14,6 im mechanischen Artikulator und 17 am Modell im virtuellen Artikulator deutlich, dass diese Übertragung in den Artikulator nicht möglich ist. Die Steigerung zwischen dem mechanischen und dem virtuellen Artikulator ist durch die Häufigkeit der Grenzbewegungsdurchführungen aus verschiedenen Positionen heraus zu erklären. Beim mechanischen Artikulator wurden nur 2 bis 3 Bewegungen pro Protrusion und Laterotrusion rechts bzw. links ausgeführt, wobei der virtuelle Artikulator 40 verschiedene Startpositionen auf dem virtuellen Inzisalteller auswählt, aus welchen er die Grenzbewegungen ausführt. Somit kommt es daher zu einer Erhöhung der Gleitflächen.

Diese Tatsache setzt jedoch die Aufzeichnung der Grenzbewegungsbahnen wiederum in Frage, da die Aufzeichnungen zudem von der Startposition des Unterkiefers abhängig sind. Diese sollte zwar immer aus der gleichen Startposition ausgeführt werden, doch da stellt sich sofort die Frage aus der Sicht der bisherigen gnathologischen Lehre: entspricht diese der habituellen Kontaktposition, der IKP oder der RKP?
Vergleicht man nun die Übertragungsgenauigkeit der Grenzbewegungen zwischen dem virtuellen und dem mechanischen Artikulator mit der Situation im Probandenmund, dann erkennt man, dass sich der virtuelle Artikulator als gleichwertiges Instrument neben dem mechanischen Artikulator qualifiziert. Die Übertragungsgenauigkeit aller dynamischen Bahnen liegt bei dem virtuellen Artikulator bei 37% und bei dem mechanischen Artikulator bei 34%. Somit kann das relativ neue Medium des virtuellen Artikulators vor allem hinsichtlich der CAD/CAM-Technik vollwertig eingesetzt werden.
Man sollte sich jedoch beim Arbeiten mit jeglichem Übertragungssystem der Einschränkungen in der Übertragungsgenauigkeit bewusst sein. Dies erkennt man, wenn die Daten genauer aufgeschlüsselt werden. Untersucht man nur die

Bahnen der verschiedenen Systeme, welche tatsächlich übertragen wurden und lässt alle Übereinstimmung leerer Zahnfelder, d.h. Übereinstimmungen, wo keine Bahnen gezeichnet wurden, aus der Berechnung, ergeben sich folgende Werte: 18% der Übertragungsgenauigkeit im mechanischen Artikulator und 14% im virtuellen Artikulator. Dies sind signifikant niedrige Übereinstimmungen, die den Artikulator, egal welchen Systems, zur Übertragung der Grenzbewegungen, immer unter der Annahme diese sind überhaupt von sinnvollem Informationsgehalt, in Frage setzen.

Die Übertragungsgenauigkeit bei der statischen Okklusion ergab für den virtuellen Artikulator jedoch eine signifikant höhere Präzision. Hier liegt die Übertragungsgenauigkeit bei 62%, wobei sie beim mechanischen Artikulator durchschnittlich 38% erlangt. Es ist zu beachten, dass die Studiengröße zur Untersuchung des virtuellen Artikulators bei 20 Probanden liegt und die des mechanischen Artikulators bei nur 5 Probanden. Die relativ kleine Größe von 5 Probanden könnte den Durchschnittswert der Übertragungsgenauigkeit des mechanischen Artikulators verändern. Es sind jedoch in der Literatur ähnliche Ergebnisse zur Übertragungsgenauigkeit des mechanischen Artikulators mit weitaus größeren Studiengruppen gefunden worden. So ergab die Studie von Riise, dass nur ca. 30 von 100 einartikulierten Modellen in der statischen Okklusion mit der klinischen Situation übereinstimmten (Riise, et al., 1983). Reiber et al. konnte zeigen, dass nur 38 % der klinisch erfassten Kontaktpunkte auf den montierten Modellen wiedergegeben wurden (Reiber, et al., 1993).

Hinsichtlich der oben beschriebenen Methodik, der „aktiven" Kontaktpunktsuche im virtuellen Artikulator in einem Bereich zwischen 40 und 60 µm ist zudem hervorzuheben, dass diese zu einer gesteigerten Übertragungsgenauigkeit führt. Somit gehen weniger Kontaktpunkte verloren und es zeichnet sich ein genaueres Kontaktpunktemuster ab.

6.2.4 Beurteilung der visuellen Beobachtungen dynamischer Kontaktbahnen bei veränderten Parametereinstellungen

Zuerst wurden die 20 Modelle, welche zur Untersuchung der dynamischen Okklusion ausgesucht wurden, visuell bewertet, da dies der täglichen Arbeit am Patientenstuhl in Art und Weise am ähnlichsten ist. Eindeutig sind die Ergebnisse bei Veränderungen des Bennettwinkels sowie der Bonwill-Höhe. Keine Werteveränderung, nicht mal bei extremer Steigerung bzw. Reduktion um 100%, d. h. beim Bennettwinkel auf einen Wert von 30 Grad bzw. 7 Grad und bei der Bonwill-Höhe auf 60mm bzw. 15mm, nimmt Einfluss auf die Kontaktbahnen. Der Bennettwinkel und die Bonwill-Höhe besitzen daher für die Okklusion einen geringen Informationsgehalt.

Hinsichtlich der Veränderungen der Bonwill-Schenkel, der Bonwill-Basis bzw. der Reduktion des sagittalen Kondylenbahnneigungswinkels wurden 21 leichte Veränderungen von insgesamt 70 Situationen erkannt, wobei nur fünf Veränderungen deutlich zu erkennen waren. Daher ist fraglich, ob die restlichen 16 Veränderungen bei einer Situation am Patienten überhaupt auffallend wären, da hier die Modelle auch in doppelter Vergrößerung betrachtet worden sind. Zudem sind diese 16 weiteren Veränderungen so minimal in der Zu- oder Abnahme der Gleitfläche, dass sie als insignifikant eingestuft werden konnten.
Zur besseren Erläuterung und Darstellung wurde hier ein Beispiel an dem Modell mit der Nummer 273 gewählt (Abb.16).

6 Diskussion

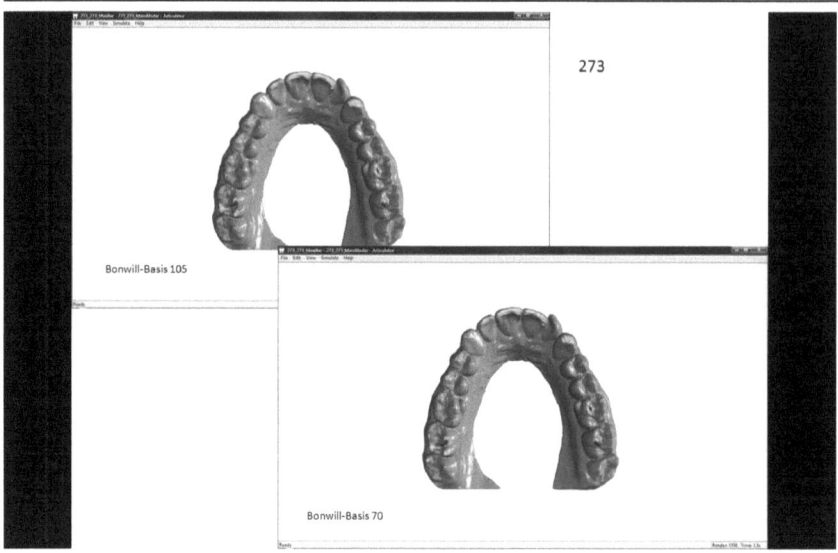

Abb. 16: Screen-shot der dynamischen Kontaktbahnveränderungen bei Werten der Bonwill-Basis von 105mm auf 70mm, Modell 273 (schwarz: statische Kontaktpunkte, weiß: dynamische Grenzbewegungsbahnen).

Man erkennt leichte Zunahmen bzw. Abnahmen in der Größe der dynamischen Grenzbewegungsbahnen (gelb), welche jedoch nicht klinisch relevant wirken. Es war zudem innerhalb der jeweilig veränderten Parametereinstellung an den Modellen keine Tendenz zu erkennen, dass bei Steigerung bzw. Reduktion der Parameterwerte die Gleitflächen einheitlich zu- oder abgenommen hätten. Die Veränderungen erschienen eher willkürlich gemischt.

Nur die Parametereinstellung des gesteigerten Bonwill-Schenkel-Wertes zeigte bei fünf Modellen eine einheitliche, kaum erkennbare (+) Zunahme der Grenzbewegungskontaktbahnen. Eine Erklärung könnte die verlängerte Umlaufbahn des Unterkiefers sein, welche zu erhöhten Gleitflächen in den Grenzbewegungen führen kann. Der Unterkiefer wird bei einer verlängerten Umlaufbahn weniger zentrisch in die Okklusion geführt im Vergleich zu einer kürzeren Umlaufbahn, bei welcher der Einflugswinkel in die Okklusion steiler ist.

Bei 12 von 20 Modellen mit Steigerung des sagittalen Kondylenbahn- neigungswinkels konnten Veränderungen in den Gleitflächen der

Grenzbewegung erkannt werden. Tendenziell wurde eine Abnahme der Gleitflächen beobachtet mit 1-fach ((-)), 4-fach (-), 2-fach -, 3-fach (+/-), 1-fach (+) und 1-fach ((+)). Wenn man einen Rückschluss ziehen möchte, ist bei Zunahme des sagittalen Kondylenbahnneigungswinkels eine Verringerung der okklusalen Gleitflächen die noch auffälligste Veränderung. Ob man diesen linearen Bezug herstellen sollte zwischen okklusalen Führungsflächen und den Führungsflächen der Kondylen ist nach wie vor nicht ausreichend wissenschaftlich belegt. Schaut man sich die Untersuchungen von Aull bezüglich des Zusammenhangs der Kondylenbahnneigung und der Höckergradneigung näher an, kommt er in seinen Untersuchungen von 50 Probanden zu dem Ergebnis, dass diese Neigung zwischen 15 und 66 Grad liegt. Mit 34 Grad wurde ein Mittelwert aufgestellt (Aull, 1965). Wie viel sinnvolle Aussagekraft hat jedoch die mittelwertige Einstellung für jeden Patienten, wenn dieser Parameter so interindividuell unterschiedlich ausfallen kann?

Unter der Annahme, dass Gelenk- bzw. Zahnführung, wenn auch nur im letzten Millimeter in die Interkuspidation, stattfindet, ist das Phänomen der Abnahme der Gleitflächen bei Zunahme des Kondylenbahnneigungswinkels dadurch zu erklären, dass je größer dieser Winkel ist, desto steiler wird das Kiefergelenk aus der Fossa articularis herausgeführt. Dies bedeutet, je senkrechter der Unterkieferkörper sich nach kaudal öffnet, desto zentrischer schließen die Zahnreihen in die Okklusion. Somit gleiten die antagonistischen Zahnflächen weniger aneinander und besitzen mehr Freiraum in der Einnahme der Zentrik. Es muss jedoch deutlich betont werden, dass hier nur zwei Komponenten des stomatognathen Systems in direkten Bezug zueinander gesetzt wurden, ohne den Einfluss des gesamten Systems zu berücksichtigen. Des Weiteren haben die Veränderungen der Gleitflächen bei der Einstellung des sagittalen Kondylenbahnneigungswinkels in einer Parametergröße stattgefunden, welche einer extremen anatomischen Basis entsprechen würde. Insgesamt kommt man nach visueller Auswertung zu dem Schluss, dass die verschiedenen Parameter des sagittalen Kondylenbahnneigungswinkels, des Bennettwinkels, der Bonwill-Schenkel bzw. -Höhe und -Basis keinen erkennbaren Einfluss auf die Kontaktbahnen der Grenzbewegungen nehmen bei Größenordnungen der Parameterwerte, welche noch mit einer anatomischen Grundlage zu vertreten sind.

6.2.5 Beurteilung der Ergebnisse ausgewertet mittels des Programmes 3D BioGeneric-DentVisual

83% aller Abweichungen sind kleiner als die durchschnittliche Abweichungsfläche plus der Standardabweichung. Dies bedeutet, dass sich die meisten Abweichungsflächen deutlich geringer als die Referenzfläche abzeichnen und daher im Vergleich zur gesamten Oberfläche der Okklusion vernachlässigbar sind. Somit haben die Änderungen der Kiefergelenksparameter bei gut bezahnten Patienten wenig Einfluss auf die dynamischen Kontaktverhältnisse und dürften bei der Restaurationsgestaltung nicht entscheidend sein. Da durch die Änderung der Parameter keine größere Zunahme der dynamischen Kontaktflächen festgestellt werden konnte, kann man hier den Rückschluss ziehen, dass unterschiedliche Parameterwerte zwischen dem Artikulator und der Patientensituation nicht zu potentiellen Störkontakten führen sollten.

Die Ergebnisse der errechneten Daten mittels dem 3D BioGeneric-DentVisual© sowohl hinsichtlich der Zu- bzw. Abnahme einzelner Kontaktflächen, als auch hinsichtlich der Gesamtfläche aller Kontaktbahnen eines Kiefermodells, zeigten auf, dass vor allem kurze Bonwill-Schenkel mit 90mm und flache sagittale Kondylenbahnneigungs-winkel mit 10 Grad zu einer Veränderung der dynamischen Kontaktflächen in den Grenzbewegungen geführt haben. Hiermit ist der quantitative Nachweis zu derselben Beobachtung mittels der visuellen Auswertung der dynamischen Kontaktflächen erbracht. So nehmen die Bonwill-Schenkel sowie die sagittale Kondylenbahnneigung unter allen Parameter noch am ehesten Einfluss auf die dynamischen Kontaktsituationen.

Mit dieser Erkenntnis lässt sich die Hypothese aufstellen, dass sowohl die Parametereinstellung des Bonwill-Schenkels, als auch die des sagittalen Kondylenbahnneigungswinkels, auf einen wohl entscheidenden Faktor in der Einnahme der Interkuspidation Einfluss nehmen: die Umlaufbahn bzw. den

Radius der Umlaufbahn, mit welcher der Unterkiefer aus der fossa articularis herausgeführt und in die Zentrik der Interkuspidation hereingeführt wird.

So haben größere Bonwill-Schenkel eine verlängerte Umlaufbahn zur Folge und die Zahnbögen des Unterkiefers können somit steiler in die Okklusion geführt werden. Für kürzere Bonwill-Schenkel verhält sich dies genau umgekehrt und der Unterkieferzahnbogen erreicht den Oberkieferzahnbogen in einem flacheren Umlaufwinkel.

Der sagittale Kondylenbahnneigungswinkel beeinflusst direkt die Steilheit, mit welcher der Unterkiefer aus der fossa articularis herausgeführt wird. Je größer der Winkel, desto steiler der Weg bzw. weiter der Umlaufradius, mit welchem der Unterkiefer aus der Schlußbißlage ein- und ausgeführt wird.

Wieder sei darauf hingewiesen, dass hier nur zwei aus der Gesamtheit des stomatognathen Systems herausgelösten Komponenten in direktem Zusammenhang mit der Okklusion betrachtet werden.

Diese Veränderungen der Gleitflächen sind jedoch auch bei der computergestützten Auswertung, genauso wie sie zuvor bei der visuellen Auswertung beschrieben wurden, nur bei extremen Parameterwerten festzustellen. Ein Bonwill-Schenkel von 90mm sowie eine sagittale Kondylenbahnneigung von 10 Grad würden schon Extremformen des Viszerokraniums gleichen. Ob diese Werte einer biologischen Grundlage entsprechen, müsste in weiteren Untersuchungen nachgegangen werden. Hinsichtlich der Grundlage des Bonwill-Dreieckes konnten in der Literatur keine weiteren Untersuchungen gefunden werden. Die Originalarbeit von W.G.A. Bonwill im Jahre 1885 stellt die einzige wissenschaftliche Arbeit über die Vermessung und Größenangabe des Dreieckes am menschlichen Schädel dar.

Zudem lassen die Ergebnisse vermuten, dass es keinen eindeutigen, linearen Zusammenhang zwischen den Parametern und der Okklusionsflächenmorphologie gibt. Wenn die Veränderungen der Parameter nicht zu erhöhten Gleitflächen führen, bedeutet doch dies, dass die Größe, Höhe und Winkel der Zahnformen im biologischen Sinne der Zahnmorphologie unbeeinflusst bleiben, um eine störungsfreie Okklusion zu gewährleisten. Da diese Untersuchung jedoch vorwiegend nur quantitative Aussagen zu den

Gleitflächen erbringen kann, sollten auch hier die qualitativen Abweichungen bei veränderten Parametern genauer untersucht werden.

6.3 Schlussfolgerung

1. Durchschnittlich weist ein vollbezahnter Patient 24.4 Kontaktpunkte pro Kiefer auf. Dies sind 9.7 Kontaktpunkte pro Quadrant und 5 Kontaktpunkte pro Frontzahnbereich.

2. Im Durchschnitt entspricht dies pro Zahntyp: 3.15 Kontaktpunkten pro Molar, 1.65 Kontaktpunkten pro Prämolar und 0.84 pro Frontzahn.

3. Das Okklusionszentrum, welches durch die höchste Anzahl von Kontaktpunkten an einem Zahntyp charakterisiert ist, befindet sich sowohl im Ober- als auch im Unterkiefer an den 1. Molaren.

4. Im Oberkiefer dominieren die Arbeitskontakte an den Molaren und die Randwulstkontakte an den Prämolaren.
Im Unterkiefer dominieren die Arbeitskontakte im gesamten Seitenzahnbereich.

5. Der Vergleich bezüglich statischer Kontaktpunkte zwischen dem mechanischen und dem virtuellen Artikulator zur Situation im Probandenmund zeigt, dass der virtuelle Artikulator neben dem mechanischen Artikulator als gleichwertiges Instrument gilt.

6. Alle Aufzeichnungen der Grenzbewegungen am Patienten lassen sich in keines der gnathologisch geforderten Konzepte einordnen.

7. Sowohl der mechanische, als auch der virtuelle Artikulator zeigen sich als ungeeignete Instrumente zur Wiedergabe der Grenzbewegungen der Probanden.

8. Der virtuelle Artikulator zeigt einen geringen Vorteil mit 47% Übertragungsgenauigkeit der Grenzbewegungen gegenüber 36%

Übertragungsgenauigkeit des mechanischen Artikulators und hinsichtlich der Übertragungsgenauigkeit der statischen Okklusion einen weitaus größeren Vorteil mit 62% Übertragungsgenauigkeit gegenüber 45% im mechanischen Artikulator.

9 Dieser Vorteil der Übertragungsgenauigkeit und präziseren Einstellung der Parameter kann in den „Unschärfebereichen", d.h. mit geringer Abweichung zur idealen Wiedergabe des Okklusionsmusters, ausgenutzt werden, um annähernd die Eigenbeweglichkeit der Zähne und eventuell auch die Unterkieferdeformation zu simulieren und deren Auswirkung auf die Okklusion darzustellen. Dies ist am mechanischen Artikulator nicht möglich.

10 Die alleinigen Einstellungen des Bennett-Winkels sowie der Bonwill-Höhe zeigen nach visueller Auswertung keinerlei Veränderungen an den Gleitflächen der Grenzbewegungen.

11 83% aller Abweichungen von der jeweiligen Referenzfläche sind kleiner als die mittelwertige Abweichungsfläche plus die Standardabweichung. Die mittelwertige Abweichung von der area_reference beträgt durchschnittlich ca. 2%. Dies bedeutet, dass die meisten Veränderungen im Vergleich zur Gesamtoberfläche der Okklusalfläche zu vernachlässigen sind bei gut bezahnten Patienten, da hier die Kiefergelenksparameter wenig Einfluss nehmen.

12 Die Reduzierung des sagittalen Kondylenbahnneigungswinkels auf 10 Grad und des Bonwill-Schenkels auf 90mm zeigen eine quantitative Veränderung der dynamischen Kontaktbahnen. Hinsichtlich der Qualität der Veränderungen sowie der anatomischen Grundlage dieser Werte sind weitere Untersuchungen notwendig.

7 Zusammenfassung

In der vorliegenden Arbeit wurde die statische Okklusion und die Veränderung der dynamischen Okklusion bezüglich der Grenzbewegungsbahnen je nach Parametereinstellung am vollbezahnten Probanden untersucht. Dies erfolgte durch die Darstellung der statischen und dynamischen Okklusionsverhältnisse am Probanden, an Modellen und im virtuellen Artikulator. Hierzu wurde zusätzlich auch die Eignung des virtuellen Artikulators überprüft.

Zunächst mussten Datensätze generiert werden, welche die Grundlage dieser Studien waren. Dazu wurden vollbezahnte Probanden (Studiengröße = 273) gesucht, welche keine kauflächen-bedeckenden Restaurationen aufwiesen und eugnath verzahnt waren. Von diesen Probanden wurden Modelle gewonnen und von weiteren 20 Probanden dieses Kollektivs zudem die photographische Erfassung der statischen und dynamischen Okklusion.
Alle 273 Modelle wurden in mehreren Arbeitsschritten digital aufbereitet. 20 Modelle wurden zudem für die dynamischen Okklusionsstudie ausgewählt und wiederum 5 dieser 20 Probanden wurden zusätzlich konventionell einartikuliert. Es zeigte sich, dass der virtuelle Artikulator neben dem mechanischen Artikulator in der Wiedergabe der statischen und dynamischen Okklusionsverhältnisse mindestens als gleichwertig angesehen werden muss. Mit dieser Studie wurde jedoch erneut belegt, dass die Übertragungsgenauigkeit auch unter präzisen Arbeitsweisen nicht die Probandensituation exakt wiedergeben kann. So konnte bezüglich der statischen Okklusion eine 45%ige Übertragungsgenauigkeit im mechanischen Artikulator und eine 62%ige Übertragungsgenauigkeit im virtuellen Artikulator festgestellt werden. Bezüglich der dynamischen Okklusion ergaben sich eine 36% Übertragungsgenauigkeit im mechanischen Artikulator und eine 47% Übertragungsgenauigkeit im virtuellen Artikulator. Somit ist der virtuelle Artikulator nicht nur dem mechanischen Artikulator gleich zusetzten, sondern im Rahmen dieser Studie sogar diesem in der Wiedergabegenauigkeit überlegen.

7 Zusammenfassung

Die Auswertungen zu den statischen Kontaktpunkten zeigten 24.4 Kontaktpunkte pro Kiefer mit 9.7 Kontaktpunkten pro Quadrant und 5 Kontaktpunkten pro Front.

Das sind pro Zahntyp 3.15 an den Molaren, 1.65 an den Prämolaren und 0.84 an den Frontzähnen. Mit der höchsten Dichte an Kontaktpunkten konnte auch das Kauzentrum an den 1. Molaren bestätigt werden.

Diese Studie zeigt weiterhin eine bisher nicht beschriebene Erkenntnis auf, welche auf Grund der großen Studiengruppe herausgearbeitet werden konnte. So stellte sich bei der typischen Verteilung der Kontaktpunkte heraus, dass im Oberkiefer die Kontakte auf den Arbeitshöckern der Molaren mit 49% die häufigste und somit dominierende Rolle einnehmen, während auf den Prämolaren die Randwulstkontakte mit 47% am stärksten vertreten sind.

Im Unterkiefer sind einheitlich die Kontakte auf den Arbeitshöckern mit 60% die am häufigsten auftretenden Kontakte.

Bezüglich der dynamischen Okklusion wurden in dieser Studie die Parametereinstellungen des Bennett-Winkels, der Bonwill-Basis, -Höhe und -Schenkel (=Position der Kiefergelenke) sowie des sagittalen Kondylenbahnneigungswinkels variiert und daraufhin die Veränderungen in den Gleitflächen der Grenzbewegungen untersucht. So sind 83% aller Abweichungen von der jeweiligen Referenzfläche kleiner als die mittelwertige Abweichungsfläche plus die Standardabweichung. Die mittelwertige Abweichung von der area_reference beträgt durchschnittlich ca. 2%. Dies bedeutet, dass bei gut bezahnten Patienten die meisten Veränderungen im Vergleich zur Gesamtoberfläche der Okklusalfläche zu vernachlässigen sind, da hier die Kiefergelenksparameter wenig Einfluss nehmen. Trotzdem ergaben sich Konstellationen, bei denen größere Abweichungen festzustellen waren. Diese Veränderungen traten vor allem bei reduzierten Bonwill-Schenkeln (=90mm) und reduziertem sagittalen Kondylenbahnneigungswinkel (=10 Grad) auf.

Diese Arbeit konnte aufzeigen, dass bei vollbezahnten Situationen die Variationen des Bennettwinkels, des Bonwill-Dreieckes (bzw. Position des Kiefergelenkachse) und des sagittalen Kondylenbahnneigungswinkels keinen restaurativ relevanten Einfluss auf die dynamische Okklusion nehmen und somit eine Bestimmung dieser Werte zur Übertragung der Patientensituation in den Artikulator nicht notwendig erscheint.

Es bedarf sicherlich jedoch weiterer Untersuchungen hinsichtlich der qualitativen Veränderungen der dynamischen Kontaktflächen bei unterschiedlichen Parametereinstellungen zur besseren Absicherung dieser neuen Erkenntnisse.

8 Literaturverzeichnis

Ahlgren J. Pattern of chewing and malocclusion of teeth- a clinical study. - Malmö, Schweden: The Dept of Orthod, School of Dent, 1967.

Athanasiou AE, Melsen B. und Kimmel P. Occlusal tooth contact in natural normal adult dentition in centric occlusion studied by photoocclusion technique. Int J Prosthodont - 1989 - 18 - S. 289-290.

Aull AE Condylar determinants of occlusal patterns. J Prosthet Dent - 1965 - 15 - S. 826-846.

Balkwill FH On the best form and arrangement of artificial teeh for mastication. Transaction of Great Britain Odontological Society - 1866 - 5 - S. 133.

Balters W. Basic questions in articulation. Zahnärztl Rundsch - 1953 - 62 - S. 111-116.

Bennett NG Movements of the mandible. - 1908.

Bergström G. On the reproduction of dental articulation by means of articulators. A kinematic study. Acta Odontol Scand - 1950 - 9 - S. 78-88.

Bolle R. Mechanismus der Nahrungsaufnahme. Die Zahn-, Mund- und Kieferheilkunde / Buchverf. Häupl K., Meyer W. und Schuchardt K. - München-Berlin: Urban & Schwarzenberg, 1958.

Bonwill WGA Geomatrical and mechanical laws of articulation. Transaction of Pennsylvania Odontological Society - 1885 - S. 119.

Cartagena AG, Sequeros OG und Garcia VCG Analysis of two methods for occlusal contact registration with the T-Scan system. J Oral Rehabil - 1997 - 24 - S. 426-432.

Christensen C. The Problem of the bite. Dent Cosmos - 1905 - 47 - S. 1184-1195.

Christensen LV und Slabbert JCG The concept of the sagittal condylar guidance: biological fact or fallacy? J Oral Rehabil - 1978 - 5 - S. 1-7.

Ciancaglini R. [et al.] The distribution of occlusal contacts in the intercuspal position and temporomandibular disorder. J Oral Rehabil - 2002 - 29 - S. 1082-1090.

D'Amico A. The canine teeth- normal function relation of the natural teeth of man. J South Calif Dent Assoc - 1958 - 26 - S. 194.

Dawson PE Evaluation, diagnosis and treatment of occlusal problems. - St. Louis: C.V. Mobsy Co., 1974.

DeLong R. [et al.] Comparing maximum intercuspal contacts of virtual dental patients and mounted dental casts. J Prosthet Dent - 2002 - 88 - S. 622-630.

DeLong R. [et al.] Accuracy of contacts calculated from 3D images of occlusal surfaces. Journal of Dentistry - 2007 - 35 - S. 528-534.

Dos Santos J. Gnathologie. Prinzipien und Konzepte. - Köln: Deutscher Ärzte Verlag, 1988.

Durbin DS und Sadowsky C. Changes in tooth contacts following orthodontic treatment. Am J Orthod Dentofac Orthop - 1986 - 90 - S. 375-382.

Edinger DH, Rall K. und Schroeter P. Adding dynamic occlusion to computer-aided tooth restauration. J Gnathol - 1995 - 14 - S. 7.

Ehrlich J. und Taicher S. Intercuspal contacts of the natural dentition in centric occlusion. J Prosthet Dent - 1981 - 45 - S. 419-421.

End E. Die pysiologische Okklusion des menschlichen Gebisses: Diagnostik und Therapie. - München: Verlag Neuer Merkur Gmbh, 2005.

End E. Klinische und instrumentelle Untersuchungen zur Okklusion und Artikulation. Dtsch Zahnärzteblatt - 1996 - 6 - S. 456-464.

Ferrario VF [et al.] Relationship between the number of occlusal contacts and masticatory muscle activity in healthy young adults. J Craniomand Practice - 2002 - 20 - S. 91-98.

Fischer R. Die Öffnungsbewegung des Unterkiefers und die Wiedergabe am Artikulator. Schweiz Monatsch f Zahnh - 1935 - 45 - S. 867.

Fuhr K. und Siebert G. Die Wirkungsweise von Artikulatoren. Deutscher Zahnärztekalender / Buchverf. Ketterl W. - München: Karl Hanser Verlag, 1981.

Gallo LM [et al.] Relationship between Kinematic Center and TMJ Anatomy and Function. J Dent Res - 2008 - 87(8) - S. 726-730.

Gerber A. Okklusion, Kaudynamik und Kiefergelenk in der europäischen Forschung und Prothetik. Europäische Prothetik heute. Buchverf. Schön F. und

Singer F.– Berlin, Chicago, Rio de Janeiro und Tokio: Quintessenz Verlag, 1978 - S. 139-141

Gianniri AI [et al.] Occlusal contacts in maximum intercuspidation and craniomandibular dysfunction in 16- to 17-year-old adolescents. J Oral Rehabil - 1991 - 18 - S. 49-59.

Gibbs CH Kieferbewegungen: Indikatoren für Dysfunktionen. Die Registrierung der Unterkieferbewegung / Buchverf. Schmidseder J. und Motsch A. - Berlin: Quintessenz Verlag, 1982.

Girrbach K. Einige theoretische Grundlagen zur Auswahl eines Artikulatorsystems. Dent Labor - 1991 - 39 - S. 653-659.

Garcia VCG, Cartagena AG und Sequeros OG Evaluation of occlusal contacts in maximum intercuspidation using T-Scan system. J Oral Rehabil - 1997 - 24 - S. 899-903.

Gurdsapsri W., Ai M., Baba & Fueki K. Influence of clenching level on intercuspal contact area in various regions of the dental arch. J Oral Rehabil – 2000 - 27 – S. 239-244.

Gysi A. Achsentheorie der Kieferbewegungen. Handbuch der Zahnheilkunde / Buchverf. J Scheff H Pichler. - Berlin: Urban & Schwarzenberg, 1929. - Bd. IV.

Gysi A. Artikulation. Handbuch der Zahnheilkunde / Buchverf. Partsch C., Bruhn C. und Kantorowicz A. - München: Bergmann Verlag, 1930. - Bd. III.

Gysi A. Kieferbewegung und Zahnform. Hrsg. J Scheff und H Pichler. - Berlin: Urben & Schwarzenberg, 1929. - Bd. IV.

Gysi A. The problem of articulation. Dent Cosmos - 1910 - 52 - S. 1-19; 148-169; 724-736; 852-863, 942-950.

Hanau RL Articulation defined, analyzed and formulated. J Am Dent Assoc - 1926 - 13 - S. 1694-1709.

Hayasaki H. [et al.] Length of the occlusal glide at the lower incisal point during chewing. J Oral Rehabil - 2002 - 29 - S. 1120-1125.

Hochmann N. und Ehrlich J. Tooh contact location in intercuspal position. Quintessenz International - 1987 - 18 - S. 193-196.

Ingervall B. Range of sagittal movement of the mandibular condyles and inclination of the condyle path in children and adults. Acta Odontologica Scandinavica - 1972 - 30 - S. 67.

Ingervall B. Relation between height of the articular tubercle of the temporomandibular joint and facial morphology. Angle Orthodontist - 1974 - 44 - S. 15.

Koeck B. Rekonstruktive Maßnahmen. Die Praxis der Zahnheilkunde / Buchverf. Hupfauf L. - München: Urban & Schwarzenberg, 1989 - Bd. V.

Körber E. Die prothetische Versorgung des Lückengebisses. - München: Hanser Verlag, 1987 - Bd. III - S. 55-56.

Kordass B. Virtueller Artikulator und virtuelle Okklusion. Quintessenz - 2007 - 58 - S. 531-539.

Korioth TWP Number and location of occlusal contacts in intercuspal position. J Prosthet Dent - 1990 - 64 - S. 206-210.

Kumagai H. [et al.] Occlusal force distribution on the dental arch during various levels of clenching. J Oral Rehabil - 1999 - 26 - S. 932-935.

Lang NP, Gipp A. und Grendelmeier A. Freedom in Centric. Ein Lehrgang für das Aufwachsen von Okklusionsflächen nach dem Prinzip der Freiheit in Zentrik. - Berlin: Quintessenz Verlags-GmbH, 1989.

Lauritzen AG Anleitung für die Lauritzen Technik. - Hamburg: Carsten und Homovc, 1973 - S. 24-25.

Lauritzen AG Function, prime object of restorative dentistry; a definite procedure to obtain it. J Am Dent Assoc - 1951 - 42 - S. 523-43.

Lee RL Frontzahnführung. - Wien: Hanser Verlag, 1985 - S. 6-26.

Lehmann KM und Hellwig E. Zahnärztliche Propädeutik. - München, Jena: Urban & Fischer Verlag, 2002 - 9.

Lotzmann U. Die Prinzipien der Okklusion. - München: Verlag Neuer Merkur GmbH, 1998 - V.

Lückerath W. Das okklusale Konzept. Die Praxis der Zahnheilkunde / Buchverf. Koeck B. - München: Urban und Fischer Verlag, 1999 - Bd. V.

Lundeen HC und Gibbs CH Advances in occlusion. - Boston: John Wright, 1982.

Lundeen HC und Gibbs CH Kieferbewegungen und ihre klinische Bedeutung. Phillip Journal - 1987 - 2 - S. 87-97.

McCollum BB Fundamentals involved in prescribing restorative dental remedies. Dent Items Interest - 1939 - 61 - S. 522, 642, 724, 852, 942.

McCollum BB und Stuart CE A Research Report. Scientific Press - South Pasadena, California, 1955 - S. 91-102.

McDevitt WE und Warreth A-A Occlusal contacts in maximum intercuspidation in normal dentitions. J Oral Rehabil - 1997 - 24 - S. 725-734.

McHorris W. Einführung in die Okklusionslehre. - Berlin: Quintessenz Verlags-GmbH, 1982.

McNamara DC und Henry PJ Terminal hinge contact in dentitions. Journal of Prosthetic Dentistry - 1974 - 32 - S. 405.

Mehl A., Gloger W. und Hickel R. Erzeugung von CAD-Datensätzen für Inlays und Kronen mit funktionellen Kauflächen. Dtsch Zahnärztl Z - 1997 - 52 - S. 520-524.

Mohl ND und Davidson RM Okklusionskonzepte. Lehrbuch der Okklusion / Buchverf. Mohl ND [et al.] - Berlin, Chicago, Sao Paolo und Tokio: Quintessenz Verlag, 1990.

Møller E. Tyggeapparatets naturlige funtktioner. Bidfunktion- bettfysiologi / Buchverf. Krogh-Poulsen E. und Carlsen O. - Kopenhagen: Munksgaard, 1973.

Monson GS Applied mechanics to the theory of mandibular movement. Dent Cosmos - 1932 - 11 - S. 1039-1053.

Motsch A. Funktionsorientierte Einschleiftechnik für das natürliche Gebiß. - München: Carl Hanser Verlag, 1978 - 2

Ogawa T., Ogimoto T. und Koyano K. Validity of the examination method of occlusal contact pattern relating to mandibular position. Journal of Dentistry - 2000 - 28 - S. 23-29.

Ohm E. und Silness J. The size of the Balkwill angle and the height of the Bonwill triangle. J Oral Rehabil – 1982 – 9 – S.301-306.

Palla S., Gallo LM und Gössi D. Dynamic stereometry of the temporomandibular joint. Orthod Craniofacial Res - 2003 - 6 - S. 37-47.

Pankey LD und Mann AW Oral Rehabilitation. Part II. Reconstruction of the upper teeth using a functionally generated path technique. J Prost Dent - 1960 - 10 - S. 151-152.

Payne EV und Lundeen HC Die Aufwachstechnik. Aufwachstechnik-Theoretische Grundlagen und Praxis / Buchverf. Schulz HH - München: Verlag Neuer Merkur, 1974.

Peroz I. und Börsch Ch. Dimensionsgenauigkeit von monophasigen Abformmassen zur Fixationsabformung. Dtsch Zahnärztl Z – 1998 - 53 – S. 740-744.

Plasmans PJJM [et al.] The occlusal status of molars. The Journal of Prosthetic Dentistry - 1988 - 60 - S. 503.

Posselt U. Studies in the mobility of the human mandible. Acta Odontol Scand – 1952 – 10 – 90-160

Posselt U. Physiology of occlusion and rehabilitation. - Oxford: Blackwell Scientific Publications, 1968 - 2 - S. 107.

Pröschel P. und Hofmann M. Zur Orthofunktion des Kauorgans. Dtsch Zahnärztl Z - 1985 - 40.

Pröschel P. und Hofmann M. Zur Problematik der Interpretation von funktionellen Unterkieferbewegungen. Teil I: Die Auswirkung multifaktorieller Einflüsse auf die Interpretierbarkeit von Kaubewegungsaufzeichnungen. Dtsch Zahnärztl Z - 1987 - 42 - S. 696-700.

Puff A. Functional anatomy of the temporomandibular joint. Dtsch Zahnärztl Z - 1963 - 18 - S. 1385.

Ramfjord SP Die Voraussetzung für eine ideale Okklusion. Dtsch Zahnärztl Z - 1971 - 43 - S. 106-113.

Ramfjord SP Ist das Aufzeichnen von Kieferbewegungen wirklich notwendig? Registrierung der Unterkieferbewegung / Buchverf. Schmidseder J. und Motsch A. - Berlin, Chicago, Rio de Janeiro und Tokio: Quintessenz Verlag, 1982.

Ramfjord SP Positionspapier. Okklusion der Stand der Wissenschaft / Buchverf. Celenza FV und Nasedkin JN - Berlin: Buch- und Zeitschriften-Verlag "Die Quintessenz", 1979.

Ramfjord SP und Ash M. Okklusionskonzepte. Okklusion und Funktion. - Berlin, Chicago, London, Sao Paulo und Tokio: Quintessenz Verlag, 1988.

Razdolsky Y. Occlusal contacts following orthodontic treatment: a follow-up study. Angle Orthod - 1989 - 59 - S. 181-185.

Reiber T. und Müller F. Klinische Untersuchungen zur statischen Okklusion. Dtsch Zahnärztl Z - 1994 - 49 - S. 363-366.

Reiber Th. [et al.] Das Zeichnungsverhalten von Okklusionsindikatoren. Dtsch Zahnärztl Z – 1989 – 44 – S. 90-93.

Reiber Th. und Trbola U. Vergleich der klinischen Okklusion und der Modellokklusion. Dtsch Zahnärztl Z - 1993 - 48 - S. 170-173.

Riise C. A clinical study of the number of occlusal tooth contacts in the intercuspal position at light and hard pressure in adults. J Oral Rehabil - 1982 - 9 - S. 469-477.

Riise C. und Ericsson SG A clinical study of the distribution of occlusal tooth contacts in the intercuspal position at light and hard pressure in adults. J Oral Rehabil - 1983 - 10 - S. 473-480.

Schindler HJ und Hugger A. Welche Rolle spielt die Okklusion in der heutigen Zahnmedizin? DFZ - 2008 - 11 - S. 48-55.

Schmid-Schwap M. [et al.] Reproduzierbarkeit der IKP von artikulatormontierten Modellen- Untersuchung mit dem elektronischen Kondymeter. Stomatologie – 1999 – 96.6 – S. 131-137.

Schürmann R. Über das "Einartikulieren" in der Totalprothetik. Dtsch Zahnärztl Z - 1986 - 41 - S. 1166-1170.

Schuyler CH Freedom in centric. Dent Clin North Am - 1961 - 13 - S. 681-686.

Schuyler CH The function and importance of incisal guidance in oral rehabilitation. J Prosth Dent - 1963 - 13 - S. 1011-1021.

Sequeros OG, Gracia VCG und Cartagena AG Study of occlusal contact variability within individuals in a position of maximum intercuspidation using the T-Scan system. J Oral Rehabil - 1997 - 24 - S. 287-290.

Slavicek R. Das Kauorgan. Funktionen und Dyskunktionen. - Klosterneuburg : GAMMA Medizinisch-Wissenschaftliche Fortbildungsgesellschaft, 2000.

Slavicek R. Prinzipien der Okklusion. Information aus Orthodontie und Kieferorthopädie - 1982 - 14 - S. 171-212.

Spee F. Die Verschiebungsbahn des Unterkiefers am Schädel. Arch Anat Physiol Physiol Anat Abt - 1890 - 16 - S. 285-294.

Stähle HJ Der Einfluss des Artikulatorgelenkes auf die Kauflächengestaltung. Dtsch Zahnärztl Z - 1984 - 39 - S. 356-359.

Stallard CE Oral Rehabilitation and Occlusion. Postgraduate Education. - San Francisco: University of California, 1959.

Stallard H. und Stuart CE Concepts of occlusion- what kind of occlusion should recusped teeth be given? Dent Clin North Am - 1963 - 7 - S. 591-600.

Stallard H. Organic Occlusion. Oral Rehabilitation and Occlusion / Buchverf. Pavone BW / Hrsg. Univeristy of California School of Dentistry. - San Francisco: 1965. - Bd. II.

Stuart CE Die gnathologische Aufwachstechnik. - Berlin: Quintessenz Verlags-GmbH, 1984.

Stuart CE Good occlusion for natural teeth. The Journal of Prosthetic Dentistry - 1964 - 14 - S. 716-724.

Sullivan B. [et al.] Occlusal contacts: Comparison of orthodontic patients, posttreatment patients, and untreated controls. J Prosthet Dent - 1991 - 65 - S. 232-237.

Szentpétery A. Dreidimensionale mathematische Bewegungssimulation von Artikulatoren und deren Anwendung bei der Entwicklung eines "Software-Artikulators". Aus der Habilitationsschrift vorgelegt an der Medizinischen Fakultät der Martin-Luther-Universität Halle-Wittenberg. – Halle: 1999.

Thielemann K. Biomechanik der Parodontose. Meusser. - Leipzig: 1938.

Thomas PK A technique for prescribing in wax forms the rehabilitation of a fallen dentition in a tooth-to-tooth cusp-fossa related occlusion. - University of California: 1967. - 3.

Thomas PK Syllabus on full mouth waxing technique for rehabilitation. Tooth to tooth, cusp to fossa concepts. - San Francisco: UCS, Postgraduate Education, 1965.

Thomas PK und Tateno G. Die gnathologische Okklusion. Die Wissenschaft der organischen Okklusion. - Berlin: Quintessenzverlag-GmbH, 1982.

Travers KH [et al.] Associations between incisor and mandibular condylar movements during maximum mouth opening in humans. Arch Oral Biol - 2000 - 45 - S. 267-75.

Utz K-H [et al.] Statische Modellokklusion: Charakteristika und Reproduzierbarkeit. Dtsch Zahnärztl Z - 2007 - 62 - S. 601-611.

van der Zel JM Computermodellierter Zahnersatz mit dem Cicero-System. Phillip Journal - 1996 - 13 - S. 227-235.

Vesalius A. De humani corporis fabrica. – Basel: Drucker Johannes Oporinus, 1543

Wilson GH Dental prosthetics. - Philadelphia: Lea & Febiger, 1917.

Wiskott A. und Belser C. A rational for a simplified occlusal design in restorative dentistry: Historical review and clinical guidelines. J Prosthet Dent - 1995 - 73 - S. 169-183.

Woda A., Gourdon AM und Faraj M. Occlusal contacts and tooth wear. J Prosthet Dent - 1967 - 57 - S. 85-93.

Woda A., Pionchon P., Palla S. Regulation of mandibular postures: mechanisms and clinical implications. Crit Rev Oral Biol Med – 2001 – 12 – S. 166-178.

9 Abbildungsverzeichnis

Abb. 1 und 2:
Lotzmann U.
Die Prinzipien der Okklusion.
München: Verlag Neuer Merkur GmbH; 5. Auflage 1998

Abb.3:
McHorris W.
Einführung in die Okklusionslehre.
Berlin: Quintessenz Verlags-GmbH; 1983

Abb.4:
Wiskott HWA, Belser UC
A rational for a Simplified occlusal design in restorative dentistry: Historical review and clinical guidelines.
The Journal of Prosthetic Dentistry, 1995; 73: 169-83

Abb.5:
Pröschel P., Hofmann M.
Zur Problematik der Interpretation von funktionellen Unterkieferbewegungen.
München: Carl Hanser Verlag; 1987

Abb.6:
Lundeen HC, Gibbs CH
Advances in Occlusion. 1: Jaw Movements and Forces During Chewing and Swallowing and Their Clinical Significance.
Boston Bristol London: John Wright PSG, 1982

Abb.7-14
Bildschirmdarstellungen des virtuellen Artikulators.

Abb.15:

Plasmans PJJM, van Eil FAAM, Vrijhoef MMA

The occlusal topographic contact method for the assessment of occlusal contacts.

Journal of Dentistry, 1998; 16: 18-21

Abb.16:

DeLong R., Ching-Chang K., Anderson GC, Hodges JS, Douglas WH

Comparing maximum intercuspal contacts of virtual dental patients and mounted dental casts.

The Journal of Prosthetic Dentistry, 2002; 88: 622-30

Abb. 17

Bildschirmdarstellungen des virtuellen Artikulators.

10 Danksagung

Meinen besonderen Dank möchte ich meinem Doktorvater Herrn Prof. Dr. Dr. Albert Mehl aussprechen für die Annahme und tatkräftige Unterstützung dieses Themas. Durch viele anregende, konstruktive und offene Diskussionen, wurde diese Arbeit nicht nur ermöglicht sondern auch um die interessanten Aspekte erweitert und ausgebaut. Er ist als Professor offen für den Einblick und das Verständnis der zahnmedizinischen Lehre von jungen Wissenschaftlern, um diese zu fördern und zu leiten.

Zudem möchte ich mich bei Dr. Andreas Litzenburger bedanken für die hilfreiche Betreuung und Unterstützung zur Durchführung der Informationserhebung am Probanden und Verarbeitung der Daten sowie aller bürokratischer Hilfe.

Des Weiteren danke ich Herrn Thomas Obermeier, Herrn Dr. Weinert und Verena Michels für die Unterstützung bei computertechnischen Problemen.